Leila Christiane Jäger, Anette Koestner
Sprich mit deinem ungeborenen Kind

Leila Christiane Jäger, Anette Koestner

Sprich mit deinem ungeborenen Kind

Mit Meditationstechniken erfahren, wie es dem Baby geht und was es möchte

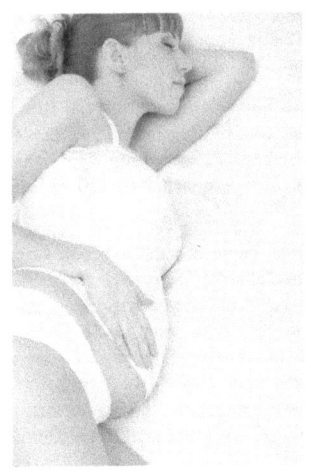

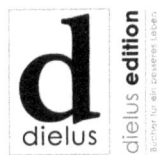

Sprich mit deinem ungeborenen Kind – Leila Christiane Jäger, Anette Koestner
© 2016 dielus edition Leipzig, Impressum siehe: www.dielus.com
Alle Rechte vorbehalten.

Lektorat/Korrektorat: Maren Klingelhöfer
Umschlaggestaltung: dielus
Umschlagabbildung: ©iStock.com/Vasily Pindyurin
Printed in Germany

ISBN 978-3-9817975-2-7

Bibliografische Information der Deutschen Bibliothek: Die Deutsche Bibliothek verzeichnet diese Publikation in der Deutschen Nationalbibliografie; detaillierte bibliografische Daten sind im Internet abrufbar über https://portal.d-nb.de.

Inhaltsverzeichnis

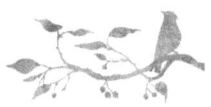

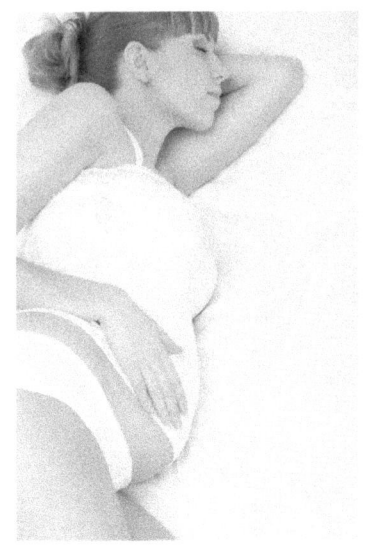

Vorwort

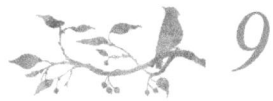

Leilas Vorwort

Ein Kind zu bekommen, stellt aus meiner Sicht das größte Abenteuer dar, das eine Frau in ihrem Leben bestehen kann. Frauen tragen die Zukunft in sich, und das Austragen eines Kindes sowie dessen Geburt bieten eine wunderbare Chance, sich selbst nah zu sein. Während wir mit uns selbst in Berührung kommen, und zwar mit unseren Fähigkeiten und Kräften, gelangen wir in eine Dimension, die uns vorher verschlossen war. Ich glaube, die Möglichkeit, zu empfangen und ein Kind zur Welt zu bringen, schenkt uns eine direkte, vielleicht zuvor noch nie wahrgenommene Verbindung zur Schöpferkraft. Zum ersten Mal erfahren wir, wie sich hoch konzentrierte Energie in unserem Körper breitmacht und wie sich unsere Gedanken und vielleicht sogar unsere Charaktereigenschaften verändern.

Im Zustand der Schwangerschaft sind wir sensibler, sensitiver und intuitiver. Schwangere wissen – sofern sie es zulassen und wenn man sie lässt – ganz von selbst, was für sie gut ist und was nicht.

Mit diesem Buch möchte ich Ihre selbstverständliche, naturgegebene Fähigkeit unterstützen und fördern. In früheren Zeiten haben weise Frauen, Schamaninnen, Hexen und Heilerinnen die werdende Mutter angeleitet, unterstützt und eingewiesen. Obendrein waren wir Frauen bestens in eine rituelle und spirituelle Stammesgemeinschaft oder Sippe eingebunden, die es uns ermöglichte, im Kontakt mit unserer spirituellen Quelle, also der schöpferischen Kraft, zu bleiben. In unserer heutigen Gesellschaft ist vieles davon verloren gegangen, oder sollte ich besser sagen, es ist uns noch verborgen? Auf jeden

Fall sind wir aufgerufen, uns an diese Quelle, die uns fortwährend und bedingungslos speist, erneut anzuschließen. Aus meiner Sicht gibt es kaum eine günstigere Zeit als die Schwangerschaft, um Kanäle zu reinigen und diese ursprüngliche Quelle wieder zum Fließen zu bringen und sie zu nutzen.

Wenn Sie gut eingestimmt sind, werden Sie jedoch nicht nur den Raum für sich selbst und Ihr inneres Erleben erweitern, sondern Sie sind dann auch in der Lage, direkt mit Ihrem Baby zu kommunizieren! Auf diese Weise werden Sie die Bedürfnisse Ihres Kindes erfahren und sicherlich ganz erstaunt sein, mit welcher Klarheit es seine hilfreichen und weisen Botschaften äußert. Andererseits können Sie auf diesem Wege auch Ihre eigenen Ideen oder Wünsche mit dem Kind besprechen, wie dieses Buch noch zeigen wird ...

Ich erinnere mich zum Beispiel daran, dass meine ungeborene Tochter sich immer dann gerne im Bauch bewegte und strampelte, wenn ich schlafen wollte. Morgens war ich daher meistens nicht ausgeruht und dementsprechend schlecht gelaunt. Eines Tages kam ich auf die Idee, dieses Problem mit ihr zu besprechen. Ob Sie es glauben oder nicht – von Stund an konnte ich jede Nacht durchschlafen! Schwangerschaft ist nicht nur eine heilige Angelegenheit, sondern auch ein Zeitraum größter Umstellung im körperlichen sowie seelischen Bereich, aber auch in Ihrem Umfeld. Denn in dieser Zeit müssen viele Entscheidungen getroffen werden, die klärungs- und veränderungsbedürftig sind, z.B. in Bezug auf Arbeit, Wohnraum, Familie oder sogar Freunde, finanzielle Regelungen bis hin zur partnerschaftlichen Situation.

Warum also nicht das ungeborene Baby mit einbeziehen, dessentwegen sich ja ohnehin vieles verändern wird? Warum nicht auch das Kind fragen und bereits mit ihm gemeinsam planen? Ich verspreche Ihnen, die von mir entwickelte Methode ist sehr einfach, und nicht nur werdende Mütter, sondern auch werdende Väter ziehen daraus enormen Gewinn. Mich fasziniert bis heute, wie es vielen Vätern gelingt, sich ebenfalls in diesen Energiestrom einzubinden und im Kontakt mit dem Ungeborenen zu sein.

„Mit dem Baby reden, Intuitionstraining für werdende Eltern" – das war der ursprüngliche Titel meines Buches aus dem Jahr 2001. In Österreich und in der Schweiz wurde das Buch gut angenommen, es gab viele Interessenten für meine Kurse, Seminare und Einzelarbeit. In Deutschland war das Interesse hingegen noch nicht so ausgeprägt.

Viele Jahre später traf ich zufällig meinen neuen Verleger. Uns beiden war sofort klar, dass dieses Thema so interessant ist, dass es weiterhin auf dem Büchermarkt vertreten sein sollte.

Inzwischen weiß man deutlich mehr über die pränatale Phase. In der medizinischen Wissenschaft gibt es mittlerweile einen noch jungen Zweig der pränatalen Forschung, der weltweit immer mehr Aufmerksamkeit findet. Der bekannte deutsche Neurobiologe *Prof. Gerald Hüther* widmet diesem Thema ebenfalls viel Aufmerksamkeit, unter anderem in seinem Buch „Das Geheimnis der ersten neun Monate".

In den vergangenen Jahren hat sich natürlich auch bei mir vieles verändert. Neue Erfahrungen und Erkenntnisse, besonders als Mutter einer – inzwischen erwachsenen – Tochter, fließen in diese Wiederveröffentlichung mit ein.

Zudem lernte ich Anette Koestner kennen. Anette ist u.a. Stress-Relax-Trainerin und hat sich sehr intensiv mit Meditationstechniken beschäftigt. Auch sie hatte, aufgrund ihrer Vorerfahrung, bereits vorgeburtlichen Kontakt zu ihrer Tochter. Was sie mir erzählte, klang so interessant, dass wir beschlossen, Anette als Koautorin zu beteiligen. Ich freue mich, dass sie dieses Buch mit ihren Kenntnissen und Erfahrungen bereichert hat. Anette wird gleich im Anschluss an mein Vorwort selbst zu Wort kommen und schildern, was sie persönlich bewegt hat, an diesem Buch mitzuarbeiten.

In einigen Kapiteln werden Sie mit Hilfe von fünf ausgewählten Farben, deren energetische Schwingungen nachweislich besonders wirksam sind, in die Lage versetzt, sich meditativ zu entspannen und über bestimmte Themen mit Ihrem Kind „zu sprechen". Vertiefen Sie sich für eine Weile in die einzelnen Farben, um sie innerlich ganz und gar aufzunehmen. Während der Meditation lässt sich dann die jeweilige Farbe mit geschlossenen Augen leicht visualisieren, so dass Sie ihre wohltuende Wirkung vielleicht sogar körperlich spüren können.

Ganz bewusst gehe ich in dieser überarbeiteten Wiederveröffentlichung meines Buches intensiver auf Atemübungen und mentale Übungen ein. Hat es sich doch gezeigt, wie wichtig es ist, ein zentriertes, achtsames Körperbewusstsein zu entwickeln. Als Qigong-Lehrerin, die unter anderem das Zhineng Qigong lehrt, ist es mir ein großes Anliegen, die La-Qi-Methode vorzustellen. Lassen Sie sich darauf ein und erleben Sie vielleicht Wunder beim Praktizieren.

Am Ende einiger Kapitel finden Sie außerdem jeweils eine Affirmation – einen positiven Satz, den Sie besonders verinnerlichen können und mit dem sich die im entsprechenden Kapitel gemachten Erfahrungen nochmals vertiefen lassen.

Für den Dialog mit Ihrem Kind sollten Sie lediglich eine Voraussetzung erfüllen: Sie brauchen die tiefe Gewissheit, dass

Ihr Kind zwar noch keinen ausgereiften Körper besitzt, dafür
aber über einen längst voll entwickelten Geist verfügt. Wenn
Sie bereit sind, dies zu glauben, wartet auf Sie das gesamte Potential Ihres ungeborenen Kindes.

Ich bin überzeugt davon, dass diese Methode, die es ermöglicht, mit dem Baby so frühzeitig Kontakt aufzunehmen,
eine phantastische Gelegenheit bietet, um mehr und mehr das
ganze Potential des Kindes zu erfassen und die tiefe Verbindung zwischen Kind und Eltern zu verstehen. Ich wünsche
Ihnen, dass Sie sich für dieses Potential, das in diesem Buch ja
nur angedeutet werden kann, öffnen können. Viel Freude sowie
viele schöne und tiefe Momente der Innigkeit wünsche ich
Ihnen von Herzen!

Während der Seminararbeit und auch ganz allgemein hat
sich herausgestellt, dass die persönliche Anrede eine tiefere
Ebene in uns erreicht. Daher spreche ich Sie im weiteren Verlauf dieses Buches einfach mit „du" an. Das „Sie" schafft
manchmal Barrieren, wenn man tief eintauchen möchte, und
das wollen wir genau verhindern.

*Ich widme dieses Buch dem großartigen
Wunder des Lebens und der intelligenten
Weisheit, die uns unser Leben lang begleitet.*

Leila Christiane Jäger

Leila Christiane Jäger – Anette Koestner

Anettes Vorwort

Ich freue mich, als Koautorin dieses großartige Buch zu unterstützen und mein Wissen und meine Erfahrung in den Meditationstechniken einzubringen. Ich bedaure sehr, dass ich das Buch nicht schon früher entdeckt habe. Ich hätte die Erfahrungen, die hierin beschrieben sind, gerne intensiver während meiner Schwangerschaft erlebt.

Seit ich Ende der 1990er Jahre mit Mentaltraining und dem Meditieren begonnen habe, habe ich schon viele schöne, erstaunliche und manchmal seltsame Dinge erlebt. Als diplomierte Stress-Relax-Trainerin praktiziere ich seit der Jahrtausendwende verschiedene Mental- und Entspannungstechniken und gebe diese auch an Klienten weiter. Das hat sicher dazu beigetragen, dass ich bereits im dritten Schwangerschaftsmonat Kontakt mit meiner Tochter hatte. Zu diesem Zeitpunkt hat sie mir bereits ihren Wunschnamen übermittelt, den wir, ich hatte mir das Okay ihres Vaters eingeholt, ihr gerne auch gegeben haben. Was hätte ich nur mit dem Wissen aus diesem Buch noch alles erfahren können? Umso mehr ist es an der Zeit, dieses Buch erneut auf den Markt zu bringen, um all den Frauen, die jetzt gerade schwanger sind, und denen, die schwanger werden möchten, diese schönen Erlebnisse zugänglich zu machen.

Anette Koestner

1

Meditationstechniken und mentale Übungen

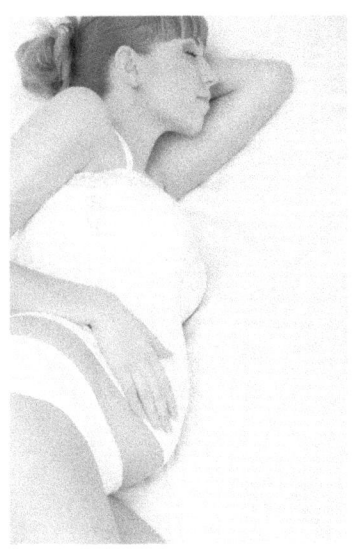

Die Kontaktaufnahme vorbereiten

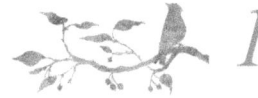

In diesem ersten Kapitel stelle ich dir alle Meditationstechniken und Übungen vor, die ich im Verlauf des Buchs einsetze oder anspreche. Jede für sich ist für dich und deine Belange individuell einsetzbar – natürlich auch über die Schwangerschaftszeit hinaus.

1.1 Was ist Meditation?

> *„Es gibt nichts auf der Welt, das nicht zu uns spricht. Jeder und alles offenbart ständig seine Natur, seinen Charakter, seine Geheimnisse. Je mehr wir unsere inneren Sinnesorgane öffnen, desto besser sind wir imstande, die Stimme von allem aufzunehmen." Hazrat Inayat Khan*

Meditation kann uns in die Tiefen unseres menschlichen Seins führen; dies zu erfahren, gibt uns Harmonie mit uns, unseren Mitmenschen und der Natur.

Praktisch gesehen ist Meditation der Versuch, sich zu einem bestimmten Zeitpunkt in einer entspannten Körperhaltung auf eine einzige Sache zu konzentrieren. Worauf man sich dabei konzentriert, ist relativ unwichtig und hängt von der jeweiligen Tradition ab. Du kannst dich auf ein Bild, eine Farbe, eine brennende Kerze, eine kurze Meditationsformel, das reine Bewusstsein, ein Gebet, einen Ton wie das Om, den eigenen Atem oder den sich bewegenden Körper konzentrieren.

Bei der Meditation kommt es nicht darauf an, sich nur ein Konzentrationsobjekt auszusuchen und alle anderen Gedanken auszuschließen, sondern eine spezielle Art von Konzentration zu erreichen. Es liegt in der Natur des Geistes, dass er nicht auf irgendetwas konzentriert bleiben möchte. Unmengen von Gedanken tauchen auf und behindern scheinbar die Meditation. Jedes Mal, wenn der Geist von Gedanken abgelenkt wird, versucht man, sich stattdessen wieder auf die Meditation zu konzentrieren. Wer diesen bewussten Augenblick wiederholt, in dem der Gedanke registriert wird, und die Aufmerksamkeit gleich danach wieder bündelt, dem werden mit der Zeit einige überraschende Dinge klar:

> *Es ist unmöglich, sich zu sorgen, Angst zu haben oder Hass zu empfinden, wenn der Geist über etwas anderes nachdenkt als über den Grund für solche Gefühle.*

> *Es ist nicht nötig, über irgendetwas nachzudenken, was uns durch den Kopf geht. Man selbst kann entscheiden, worüber man nachdenken möchte.*

Das bewusste Abschalten führt dazu, dass der Blutdruck sinkt und sich die Herzfrequenz verringert. Der im Alltag meist ruhelose Geist entspannt sich, Denken und Fühlen kommen in Einklang, der Meditierende ist gelassen und friedlich.

Meditation wirkt somit auf Körper, Seele und Geist beruhigend. Dadurch werden Verspannungen gelöst, Nerven- und Immunsystem gestärkt, Stress und stressbedingte Erkrankungen gelindert oder geheilt. Meditieren dient ebenso der Vorbeugung: Das Risiko, einen Herzinfarkt zu bekommen, sinkt erheblich.

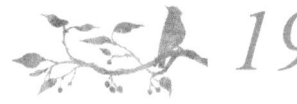
Zugleich lernt der Meditierende, jeden Moment so anzunehmen, wie er ist – ohne ihn zu bewerten oder innerlich zu bekämpfen. Dies hilft, mit unangenehmen Dingen wie Krankheiten oder Problemen gelassener umzugehen.

Meditation kann auch das eigene Bewusstsein erweitern, dabei helfen, neue Erfahrungsräume zu erschließen und sich geistig weiterzuentwickeln. Der Meditierende kommt den Wurzeln unseres Seins, unserem Ursprung, wieder näher, er kommt wieder mit einer inneren Lebensquelle in Kontakt, aus der wir Kraft, Trost und Mut schöpfen. Er kann in einem Zwiegespräch mit seiner Seele Lösungen finden, Probleme beseitigen und zur Ruhe kommen.

Die positive Wirkung der Meditation auf Körper und Seele tritt allerdings nur dann ein, wenn regelmäßig meditiert wird. Empfohlen wird eine tägliche Praxis von 15 bis 30 Minuten, die sich erfahrungsgemäß am besten morgens oder abends in den Tagesablauf integrieren lässt.

Es mag uns zwar wie ein Wunder vorkommen, wenn Menschen in Stresszeiten einfach nur ruhig mit leerem Geist dasitzen können, doch dahinter steckt einfach ein bisschen Übung und die ein oder andere Methode, die es ermöglicht, den eigenen Geist zu beruhigen. Warum also meditieren?

Es gibt sicher viele Gründe, warum Menschen mit dem Meditieren anfangen möchten. Generell stellt Meditation eine große Lebenshilfe dar und gleichzeitig das kostengünstigste Präventivprogramm zur Vermeidung von Krankheiten und seelischen Belastungen.

Doch in unserem Fall ist der Grund ein anderer: Wir möchten durch Meditation Kontakt zum Baby herstellen. Probiere verschiedene Meditationsformen aus, die im Folgenden vorgestellt werden, und entscheide selbst, welche dir mehr zusagt. Du kannst sie aber auch abwechselnd anwenden.

Lass dich nicht irritieren, wenn es nicht gleich auf Anhieb klappt, sondern übe weiter. Ich habe schon erlebt, dass es Menschen, die es gewohnt waren, tagtäglich mit hoher Konzentration zu funktionieren, sogar schlecht wurde, als sie die ersten Übungen machten. Erst mit ein paar Mal üben hat es auch bei ihnen geklappt. Unser Körper braucht dann die Übungen, um in die bis dahin ungewohnte Entspannung zu kommen.

Es soll dir Spaß machen und dich entspannen. Das ist das Wichtigste! Babys lieben entspannte, heitere Mütter; dann fühlen sie sich am wohlsten! Je spielerischer du vorgehst, desto besser! In diesem Sinne: Erwarte das Unerwartete!

Solltest du hingegen wenig Lust auf Meditieren verspüren, mache ich dir folgenden Vorschlag: Ich bin mir inzwischen ziemlich sicher, dass du allein durch deine Intention, mit deinem Baby reden zu wollen, auch den Kontakt bekommst, den du dir wünschst. Werde einfach ruhig und klar wie ein stiller See, oder verbinde dich gedanklich mit dem reinen Bewusstsein, Gott, Alles-was-ist oder wie immer du eine übergeordnete Instanz nennen möchtest. In dem Moment hast du schon eine perfekte Ausgangslage erschaffen. Oft reicht tatsächlich deine klare, fokussierte Intention aus. So oder so, spiele damit, hab Spaß, freue dich und lass im rechten Moment wieder los!

Noch einiges, das du beherzigen solltest

Ziehe dich täglich zu einer bestimmten Zeit, die gut in deinen Tagesablauf passt, für 20 bis 30 Minuten zurück. In dieser Zeit darf dich niemand stören, auch nicht am Telefon oder an der

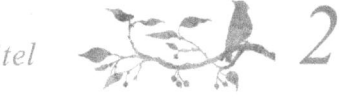

Haustür. Radio und Fernsehen sollten abgestellt sein. Das Fenster ist besser geschlossen, der Raum sollte aber gut gelüftet und warm genug sein, Haustiere bleiben draußen. Eventuell solltest du noch einmal auf die Toilette gehen. Nichts ist unangenehmer, als mit voller Blase den Versuch zu starten, sich entspannen zu wollen. Selbstverständlich trägst du bequeme Kleidung.

Diese Zeit gehört dir ganz allein und sollte einen wichtigen Stellenwert in deinem Leben bekommen. Es hilft sehr, wenn du dir dabei ein kleines Ritual ausdenkst, damit du dir darüber klar wirst, dass dies ausschließlich deine Zeit ist. Ich schlage vor, du zündest für diesen Zweck eine Kerze an; auch eine beruhigende, entspannende Musik ist angenehm und hilfreich zugleich. Wähle immer denselben Raum und denselben Platz.

Du kannst auch in der Duftlampe etwas Gutes verströmen lassen wie zum Beispiel Lavendel (sorgt für Ausgeglichenheit und wirkt darüber hinaus nicht nur entspannend, sondern auch belebend), Bergamotte (hebt die Stimmung, löst Ängste und Krämpfe), Sandelholz (ist in erster Linie harmonisierend und entkrampfend) oder Zitronengras (wirkt nicht nur anregend und sehr erfrischend, sondern auch angstlösend und stimmungsaufhellend).

Während der Übung kannst du sitzen oder dich hinlegen, so wie es sich für dich am besten anfühlt. Wenn du liegst, sorge bitte für eine bequeme Unterlage. Eine Decke kann angenehm sein, und Kissen sind gut, wenn du in der Seitenlage liegst, beispielsweise, um deine Beine besser zu lagern und abzustützen. Bitte mach es dir wirklich gemütlich. Lege deine Hände auf den Bauch, um deinem Baby ein bisschen näher zu sein. Ich bin sicher, du wirst jetzt erfahren, wie schwer es anfänglich ist, nichts zu tun!

Darüber hinaus möchte ich dir raten, ein Heft oder Büchlein anzulegen, in welchem du alles aufschreibst, was du im Laufe der Zeit erfährst. Ich habe dies am Anfang nicht gemacht, weil ich so überwältigt war, und es später wirklich bereut. In dem Moment der Erfahrung, der ersten Kontaktaufnahme oder Antworten, die wir von unserem Ungeborenen bekommen, sind wir so begeistert und bewegt, dass wir es nicht für möglich halten, diese Begegnungen jemals zu vergessen. Doch allzu schnell werden diese Erlebnisse von neuen, ungewöhnlichen oder unbekannten Erfahrungen überlagert. Und davon wird es während der Schwangerschaft und auch danach, in den ersten Babyjahren, viele geben. Umso schöner ist es, zu späterer Zeit in das Büchlein zu schauen und die bewegenden Momente zurückzuholen.

1.2 *Atemmeditation*

Atmen ist das Geheimnis des Lebens und der Gesundheit von Körper und Geist. Atmen liefert uns spirituelle Energie, aber auch die Kraft, die es uns ermöglicht, gesund zu sein und uns zu bewegen.

Doch wie oft stockt uns der Atem? Wir stehen unter Stress oder haben einen Schreck bekommen, und schon sind

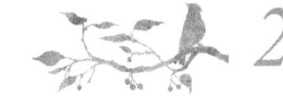

wir heraus aus unserem natürlichen Atemrhythmus, der normalerweise dafür sorgt, dass wir genügend Sauerstoff erhalten. Gerade dann, wenn wir besonders gut mit Sauerstoff und Qi versorgt sein sollten, haben wir also zu wenig davon!

Qi – in diesem kurzen Wörtchen liegt für Chinesen das ganze Universum. Es wird im Westen häufig mit „Lebensenergie" übersetzt, doch so einfach ist es nicht. Das kleine Wörtchen enthält so viel mehr: Qi ist Leben, ständig in Bewegung, fließend, Veränderungen hervorbringend. Qi gibt dem Körper Wärme, die für die Verdauung und zahlreiche andere Prozesse notwendig ist. Sämtliche körperlichen Aktivitäten, die Bewegung der Muskeln, aber auch die Hormonproduktion werden durch Qi gesteuert. Für unsere Gesundheit ist es entscheidend, dass Qi im Körper harmonisch fließt. In der Lunge wird das Qi aus der Atemluft aufgenommen, deshalb ist die richtige Atmung wichtig.

Oft atmen wir zu flach und heben nur noch den Brustkorb, ohne den Bauch mit einzubeziehen. Eine gerade Rückenhaltung erleichtert das Einatmen in den Bauch sehr. Sind hingegen Brustkorb und Rücken leicht gekrümmt, kommt im Bauch nicht mehr viel an. Schade, denn alle Körperorgane unterhalb der Rippen erhalten hierdurch viel zu wenig Sauerstoff und Qi. Schlecht versorgte Organe können keine gute Arbeit leisten; ihnen fehlt sauerstoffreiches Blut!

Da unsere Lebensqualität von gut funktionierenden Organen abhängt, sollten wir unsere Aufmerksamkeit auf eine bewusste Atmung lenken. Je häufiger wir uns mit unserem Atem beschäftigen, desto besser können wir unsere Atmung trainieren und auf diese Weise zu unserem Wohl einsetzen. Je ruhiger wir atmen, desto ruhiger und gelassener sind wir. Dies ist von großer Bedeutung, wenn du Kontakt zu deinem Baby aufnehmen möchtest. Dabei sind wir stets mit viel Atem-Qi versorgt, je mehr Qi wir aufnehmen und speichern können, desto kraftvoller, klarer und gesünder sind wir!

Ich möchte dir jetzt drei Atemmeditationen zum Ausprobieren vorstellen:

1. *Einfache Atmung,*

2. *Nierenatmung,*

3. *Porenatmung.*

1. Einfache Atmung

Bei der einfachen Atmung geht es darum, sich zuallererst wieder des eigenen Atems bewusst zu werden: Wie atme ich, wie viel atme ich und wo hinein atme ich? Wie geht es mir dabei?

Um sich selbst zu erforschen, ist es ratsam, sich zum Atmen auf den Rücken zu legen. Eine Hand liegt auf dem Brustkorb, die andere auf dem Bauch. Bitte beobachte erst einmal, ob sich dein Brustkorb und auch der untere Bauch hebt und senkt. Ist die Bauchdecke entspannt dabei, oder kommt es irgendwo zu Spannungen? Atmen der Rücken und die Flanken auch? Beobachte ganz entspannt, ohne zu urteilen, nimm lediglich wahr, was in dir vorgeht.

Je ruhiger du atmest, desto entspannter bist du. An deinem Atem kannst du ablesen, wie deine Gemütsverfassung gerade ist.

Nach einer Weile der Selbstbeobachtung kannst du anfangen, deinem Atemrhythmus zu folgen:

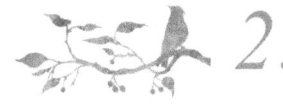

☙ *Durch die Nase langsam einatmen bis in den unteren Bauch, dabei spüren, wie sich Brustkorb, Bauch, Flanken und der Rücken behutsam ausdehnen.*

☙ *Nimm Qi auf und verteile es in den inneren Organen, dann genauso langsam ausatmen.*

☙ *Spüre wie Bauch, Flanken, Rücken und Brustkorb wieder etwas einsinken.*

Natürlicherweise gibt es zwischen der Ausatmung und der nächsten Einatmung eine kleine Pause. Beobachte diese und lasse es geschehen, ohne etwas forcieren zu wollen. Die Einatmung geschieht dann wieder wie von selbst. Es ist ein gelassenes, rundes, wohlwollendes Atmen, das Freude macht. Gewöhne dir einen langsamen, entspannten Rhythmus an. Wenn du wieder ein Gefühl für deinen Atem entwickelt hast, kannst du die Übung im Sitzen praktizieren. Irgendwann nach geduldigem Üben geht dir dein Atemrhythmus (im wahrsten Sinne) in Fleisch und Blut über. Von dem Moment an begleitet er dich als täglicher Lebens- und Energiespender, egal ob du zu Hause bist, an der Bushaltestelle, im Stau, in einer Sitzung oder bei einer Prüfung. Die Konzentration auf deinen Atem wird dir auch dabei helfen, Kontakt zu deinem Baby aufzunehmen.

2. Nierenatmung

In der traditionellen chinesischen Medizin geht man davon aus, dass unser vorgeburtliches Qi in den Nieren gespeichert ist; es wird Jing genannt. Jing ist für unsere Konstitution verantwortlich. Im Laufe eines Lebens verbraucht sich Jing. Umso wichtiger ist es, Nieren-Qi zu pflegen und zu mehren. Unsere Nieren sind laut chinesischer Philosophie mit der Emotion Angst verbunden. Die Emotionen Angst und Schock haben eine besonders negative Wirkung auf die Nieren. Das Sprichwort „Es geht mir an die Nieren" macht dies deutlich. Und gerade in der Schwangerschaft ist eine innere Ausgeglichenheit sehr zum Vorteil für dich und dein Baby.

Durch Ängste und zu viel Grübeln kommt es zu einem Nieren-Qi-Mangel, der mit vielen Beschwerden einhergehen kann, dazu gehören: geringe Vitalität, schwacher Wille, Libidoverlust, Impotenz, Unfruchtbarkeit, Rückenschmerzen, Kälteempfindlichkeit, Knochen- und Zahnprobleme, Müdigkeit und Erschöpfung. Durch nierenstärkendes Atmen und Visualisieren kannst du deine Nieren stärken, so dass sie wieder mehr Qi aufnehmen und speichern können.

Setze dich entspannt und bequem und trotzdem gerade auf einen Stuhl. Nimm einige ruhige Atemzüge. Entspanne den Nacken, das Gesicht, den Kiefer. Der Mund ist ganz leicht geöffnet, die Augenlider entspannt, und der Raum zwischen den Augenbrauen wird weit und entspannt. Die Füße stehen flach auf dem Boden, und die Hände liegen locker auf den Oberschenkeln.

In deiner Vorstellung wachsen dir starke Wurzeln aus den Füßen, genauer gesagt, aus den Fußpforten in der Mitte der Fußsohlen. Die Wurzeln wachsen tief in die Erde. Stelle dir mit dem nächsten tiefen Atemzug vor, wie du stärkendes, vitalisierendes Qi aus der Erde aufnimmst. Qi fließt in die Beine hinauf zu den Nieren, beim Ausatmen visualisiere, wie deine Nieren angefüllt sind mit rotorangefarbener Energie. Führe diese Meditationsübung solange durch, wie du magst, um die Nieren mit sehr viel stärkendem Qi anzureichern. 20 bis 30 Minuten ist eine gute Übungszeit.

Möglich, dass sich Füße, Becken und die Nierengegend jetzt sehr angenehm warm anfühlen. Danach das Qi noch einmal im Unterbauch einsammeln: Lege die rechte Hand zuerst auf den Unterbauch, dann die linke darauf. Wenn du Qi eingesammelt hast und dich leicht fühlst, löse langsam die Hände und wende dich wieder dem Alltag zu.

3. Porenatmung

Diese Atmungsform beschert dir die Möglichkeit, schnell viel erfrischendes, regenerierendes Qi aufzunehmen:

Du liegst oder sitzt bequem und nimmst erst einmal einige wohlige Atemzüge zum Entspannen. Lass ein sanftes Lächeln im Gesicht erscheinen und entspanne den Raum zwischen deinen Augenbrauen. Die Zunge liegt entspannt am oberen Gaumen.

Jetzt entsteht in deiner Vorstellung folgendes Bild: Statt mit Nase oder Mund zu atmen, stell dir vor, dass jede Pore deines Körpers atmet. Atme durch alle Poren von Kopf bis Fuß ein und nimm dabei viel frisches Qi auf. Dabei hilft die Idee, dass deine Poren Blüten oder kleine Münder sind, die ein- und ausatmen.

Deine Ausatmung findet genauso durch die Poren statt, dabei atmest du verbrauchtes Qi aus dem Körper aus. Diese Übung kannst du getrost 20 bis 30 Minuten machen, und dich danach über das herrliche Gefühl freuen, das hierdurch entstanden ist.

Wenn du etwas Übung hast mit der Porenatmung, ist es sehr hilfreich, von der Vorstellung zum Gefühl überzugehen. Du fühlst also, wie frisches Qi in deinem Körper fließt. Je mehr du in das Fühlen kommst, umso intensiver wird diese Übung und umso besser das Ergebnis. Aber bitte keine Erwartungen stellen, sondern es ganz entspannt entstehen lassen.

1.3 *Farbmeditation*

Die Farbmeditation ist eine von mir vor langer Zeit entwickelte Methode, die sich über viele Jahre sehr bewährt hat.

Farben haben eine natürliche Heilkraft. Unsere Energie der verschiedenen Körperfunktionen kann durch Farben positiv wie negativ beeinflusst werden. Unterschiedliche Farben haben unterschiedliche Wellenlängen. Da auch die Organe des Körpers mit unterschiedlicher Frequenz schwingen, kann die Wirksamkeit des jeweiligen Organs mit der richtigen Farbe gesteigert werden.

Wenn du mit Farben meditierst, schaltest du deinen Verstand weitgehend aus. Dein Verstand kann nämlich keinen Bezug zu Farben herstellen, da für Farben eine andere Region im Gehirn zuständig ist. Farben stimulieren deine Gefühlsebene sowie deine Imaginationskraft, und das permanente Denken hört auf. Das ist der große Vorteil dieser Farbmeditation; obendrein ist sie kinderleicht. Du brauchst hierfür keine Vorerfahrung. Je unbefangener und neugieriger man sich diesem Thema nähert, umso leichter und besser geht es. Diese Form der Meditation ermöglicht es dir, auf einfache Art und Weise in

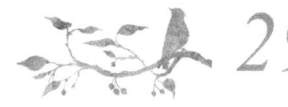

Kontakt mit deinem Kind zu treten. Jede Farbe für sich hat eine eigene Bedeutung und Wirkung. Folgende fünf Farben spielen dabei die Hauptrolle:

1. Violett

2. Silberweiß

3. Grün

4. Blau

5. Rosa

1. Die Farbe Violett

Violett ist eine besonders beruhigende Farbe. Sie wird auch das „Opium" der Farben genannt. Violett gibt es in vielen Schattierungen von Lavendel bis Purpur. Die Schwingungsfrequenz dieser Farbe hat heilende, reinigende und integrierende Eigenschaften. Violett verbindet spirituelle Weisheit mit der physischen, irdischen Ebene. Die Farbe normalisiert die Funktion der Drüsen sowie den Hormonhaushalt und wirkt ausgleichend auf den Wasserhaushalt durch die Balance zwischen Natrium und Kalzium. Spirituell gesehen führt sie zu Transzendenz, zu einer Quelle höherer Weisheit und zu überpersoneller Liebe, Verbundenheit und Führung. Violett bringt uns Inspiration, Ausgeglichenheit, höheres Bewusstsein und Heilung.

2. Die Farbe Silberweiß

In der Farbenlehre wird Weiß oder Silberweiß zwar nicht als Farbe angesehen. Praktisch aber verwendet man sie ebenfalls zur feinstofflichen Reinigung des Körpers. Es entsteht die

Klarheit und Möglichkeit zum Neuanfang oder zur Veränderung. Zum Aufbau, zum Schutz und zur Heilung leistet diese Farbe vorzügliche Dienste. Sie wirkt sehr nährend und stabilisierend.

3. Die Farbe Rosa

Rosa steht für Sanftheit, Zartheit und bedingungslose Liebe und Selbstliebe. Sie entfaltet Kreativität, Mitgefühl, Vertrauen, Selbstwertgefühl, Ruhe und Harmonie. Rosa gleicht den männlichen und weiblichen Pol aus, so dass ein Gefühl des Eingestimmtseins entsteht. Die Farbe erhöht den Blutfluss zum Gehirn und unterstützt die Tiefenatmung. Ebenso regt sie die Nebennieren sowie die Nierenfunktion an. Die Farbe Rosa trägt die Eigenschaften von Verständnis, Selbstachtung, Hingabe und Weisheit in sich. Sie wirkt unschuldig, kindlich und beschützend. Die mit dieser Farbe assoziierten Eigenschaften sind sowohl spiritueller als auch physisch-praktischer Natur.

4. Die Farbe Blau

Blau wirkt beruhigend auf das Nervensystem. Auf der körperlichen Ebene kann Blau Schwellungen schneller zum Abklingen bringen und wirkt reinigend auf den Lymphfluss. Die Farbe Blau kann zu einer kräftigeren Stimme verhelfen. Auf mentaler Ebene fördert sie die Kreativität; und Menschen, die eher zur Schüchternheit neigen, können mit Blau ihre Fähigkeit zum Selbstausdruck verbessern. Wenn wir blockiert sind und irgendwie feststecken, gibt Blau uns die Möglichkeit der Erweiterung, um neue Potentiale zu erschließen. Auf allen Ebenen kann Kommunikation und Frieden stattfinden.

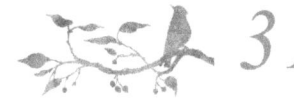

5. Die Farbe Grün

Grün hat einen ausgleichenden, harmonisierenden Effekt. Die Farbe wirkt wohltuend auf das Nervensystem, fördert die Zellregeneration, unterstützt den Aufbau der Muskeln, der Haut und des Gewebes, entspannt, kann den Blutdruck senken und wirkt besänftigend und beruhigend. Grün steht für Liebe, Heilung, Mitgefühl, Reichtum und Fülle. Grün symbolisiert auch das Herz, die Fähigkeit, zu lieben und mitfühlend zu sein. Man ist flexibel, kann schnell Entscheidungen treffen und sich fließend von einer Lebenssituation in die nächste begeben und sich dabei selbst treu bleiben. Man schreibt dieser Farbe auch Verjüngung und Wachstum zu.

> **Diese Farben werden dich während jeder Übung und Kontaktaufnahme mit dem Kind begleiten.**

Jeder hat allerdings seine eigene Vorstellung von den Farben. Lass also deiner Phantasie wirklich jeden erdenklichen Spielraum, um die für dich schönsten Farbtöne zu visualisieren. Die Schwingungen sind so angenehm, dass du sie bald nicht mehr missen möchtest. Farben versetzen dich in eine besondere Atmosphäre, und Schritt für Schritt kannst du dich immer mehr von deinem Alltagsgedanken lösen und in eine Welt des erweiternden Bewusstseins eintauchen.

Mache dir bitte auch klar, dass dein Baby auf diese kostbaren Momente wartet, denn was ist schöner, als mit Mama und vielleicht auch mit Papa schon mal richtig in Berührung zu kommen und ein „Pläuschchen" zu halten.

In Kapitel 2.5 erkläre ich dir die Meditationsmethode genauer; und dann kannst du einfach loslegen.

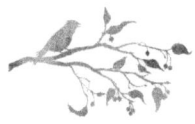
Leila Christiane Jäger – Anette Koestner

1.4 Klang- & Om-Meditation

Eine Klangmeditation ist eine besondere Form der geführten Meditation. Sie kann in Gruppen oder auch mit einzelnen Personen durchgeführt werden. Während der Meditation werden verschiedene Klangschalen mit unterschiedlichen Klängen sanft angeschlagen. Auch Zimbeln oder ein Gong können zum Einsatz kommen. Die langanhaltenden, wiederkehrenden Klänge unterstützen den Meditierenden, sich zu konzentrieren.

Durch das zarte Anschlagen der Klangschalen breiten sich Schwingungen aus, die sich über die Körperflüssigkeiten gleichmäßig in unserem Körper verteilen, vergleichbar mit konzentrischen Kreisen, die ein ins Wasser fallender Stein erzeugt. Die Schwingungen der Töne dringen tief in jede Zelle des Körpers ein und versetzen diese in Vibration. So findet eine sanfte Massage und Harmonisierung deines Körpers durch Klang statt. Verspannungen und Blockaden können sich auflösen, um die Energie wieder frei im Körper fließen zu lassen. Dadurch kannst du Stress abbauen, das innere und äußere Gleichgewicht wieder herstellen und deine Selbstheilungskräfte aktivieren. Spätestens, wenn zwei oder mehr Schalen gleichzeitig schwingen, verliert auch der Geist die Kontrolle und lässt aufkommende Gedanken vorüberziehen.

Bei Klangmeditationen wird vor allem die emotionale Ebene des Meditierenden angesprochen. Dabei werden uns manche Emotionen erst bewusst, andere verschwinden. Wahre Emotionen können durch die Klangmeditation ins Bewusstsein gerückt werden, Unruhezustände legen sich hingegen oft. Wir

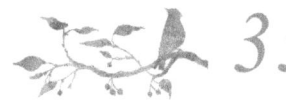
werden außerdem empfänglicher für intensive Emotionen. In der Klangmeditation können sich die im Alltagsstress angesammelten Sorgen, Unsicherheiten und Ängste auflösen. Auch wenn du aufgrund vieler Probleme vielleicht nicht gleich abschalten kannst, so breiten sich dennoch die beruhigenden und entspannenden Klänge im Raum und in deinem Körper aus und vermitteln dir ein Gefühl von Geborgenheit und Ruhe. Entspannung stellt sich ein. Dieses Loslassen ist eine gute Basis für die Neubelebung und Stärkung deiner Selbstheilungskräfte.

Eine weitere Meditation mit Tönen ist die Om-Meditation. Sie stammt aus dem hinduistisch-buddhistischen Kulturkreis, existiert seit Jahrtausenden und hat sich tief ins menschliche Bewusstsein eingeprägt. Om ist ein Klang, der verwendet wird, um Körper, Geist und Seele zur Harmonie zu führen. Om steht für die Dreieinheit. Es verkörpert zum Beispiel die drei Bewusstseinszustände: Wachzustand, Traumzustand und den Tiefschlaf. Das Om beinhaltet die Laute A, U (im Sanskrit besteht das O aus A und U) M und die Stille danach. Die einzelnen Laute stehen für folgende Eigenschaften:

A ist der Laut des Anfangs, des Wachzustandes. Dieser Laut entsteht im Herzen.

U ist der Laut des Wandels, des Traumbewusstseins. Dieser Laut entsteht in der Kehle.

M ist der Laut des Endes, des Tiefschlafes. Dieser Laut entsteht am Gaumen.

Wenn du das Om in der richtigen Weise anstimmst, erfüllt die Vibration deinen ganzen Körper und den Raum darüber hinaus. Dies hat eine heilende und befreiende Wirkung auf dein gesamtes Körper- und Energiesystem.

Om als heiliger Laut verbindet den Kosmos mit dem Menschen. Als eine kosmische Botschaft trägt er heilende Eigenschaften in sich, die dich befähigen, heilende Kräfte zu dir oder zu jemand anderem zu lenken, ganz besonders natürlich zu deinem Baby. Liebende, wohlwollende und zärtliche Worte sind genau das Richtige, um dich auf dein Baby einzustimmen und natürlich umgekehrt. Hier ist eine kleine Übung dazu:

1. *Nimm einen aufrechten Sitz ein.*

2. *Lausche in die Stille, in den Raum, aus dem alle Geräusche und Klänge entstehen.*

3. *Werde dir deines Atems bewusst, ohne ihn zu verändern, und begleite ihn innerlich mit Om.*

4. *Denke mit dem Einatmen ein langes Om und denke mit dem Ausatmen ein langes Om, nichts weiter. Lasse den Atem vollkommen frei, so wie er sich gerade entfalten möchte; also nicht aktiv tief atmen, sondern in einen ganz liebevollen Kontakt mit deinem Atem kommen.*

1.5 *Affirmationen*

Eine Affirmation ist ein selbstbejahender Satz, den wir uns selbst immer wieder und wieder sagen, um unsere Gedanken in eine positive Richtung umzulenken.

Dadurch werden unser Verhalten und unsere Gefühle dauerhaft verändert. Denn Denken, Fühlen und Handeln bedingen sich wechselseitig – wenn die Gedanken durch Affirmationen dauerhaft verändert werden, dann ändert sich nach einer Weile auch das Verhalten, und das wirkt sich schließlich auch auf die Gefühle aus. Wie oft sind wir beeinflusst von negativen Affirmationen oder Glaubenssätzen. Ein Kind, das von Eltern oder Umwelt immer wieder hört „Das schaffst du ja doch nicht", wird dadurch geprägt und glaubt auch als Erwachsener noch, Herausforderungen nicht gewachsen zu sein. Und glauben wir nicht daran, dass uns etwas gelingt, dann gelingt es meistens auch nicht, oder wir geben zu früh auf.

Durch das Benennen von positiven Zielen und Wünschen können wir uns unsere Welt positiv gestalten. Das Unterbewusstsein folgt dem Bewusstsein, und es gelingt, dauerhaft das Verhalten und das Denken und somit auch unsere Gefühle zu verändern. Wichtig dabei ist, die Affirmation mehrmals täglich zu wiederholen. Unser Gehirn braucht mindestens sechs bis sieben Wiederholungen, um Informationen vom Großhirn (hier befindet sich unter anderem das Kurzzeitgedächtnis) ins Kleinhirn (Langzeitgedächtnis) zu speichern.

Noch klarer wird das Erreichen deiner Ziele und Wünsche, wenn du die Affirmation mit einem kraftvollen Bild in Verbindung bringst. Dadurch unterstützt du auch visuell deinen Wunsch. Auch das Temporal Tapping funktioniert wunderbar, um die Affirmation zu verstärken (siehe Kapitel 1.6)

Jegliche Suggestion funktioniert, weil sie auf Selbstsuggestion beruht. Wir glauben fest an das, was wir sagen – ja, es zieht uns eine innere Sehnsucht dahin, genau das zu erreichen. So geben wir uns selbst Zuspruch und Unterstützung, die kein anderer uns je so nachhaltig geben könnte.

Achte darauf, dass deine Affirmationen positiv und aktiv formuliert sind, und vermeide darin das Wort „nicht". In Anbetracht dessen, dass wir häufig wissen, was wir nicht wollen, fällt es uns hingegen schwer zu sagen, was wir konkret für uns wollen. Beispiele für positive Affirmationen können sein:

> *„Meinem Baby und mir geht es von Tag zu Tag besser." Oder: „Ich bin ausgeglichen und entspannt und vertraue auf meine Zukunft mit meinem Baby."*

Du findest in jedem Kapitel weitere, passende Affirmationen.

1.6 *Temporal Tapping*

In der Schwangerschaft kommt es oft zu Stimmungsschwankungen, körperlichen Missempfindungen und Unbehagen, oder es können sogar hin und wieder richtige Ängste hochgespült werden. Gut ist es dann, wenn du dir schnell selbst helfen kannst, indem du dem Körper die Chance gibst, sich wieder auszubalancieren.

Dr. Larry Nims hat dafür eine sehr wirkungsvolle Methode entwickelt. Sie heißt Temporal Tapping (Schläfenbeinklopfen). Diese Energietechnik lässt außerordentlich wirksam alte Gewohnheiten, Verhaltensweisen oder emotionale Reaktionen aufbrechen, so dass diese durch neue ersetzt werden können. Einfaches Klopfen am Kopf oberhalb des Ohrs beruhigt das

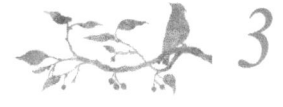

Nervensystem, und man wird aufnahmefähiger für neue Glaubenssätze und Affirmationen.

Temporal Tapping ist so einfach, dass man sich fragt: Wie geht das – kann das überhaupt wirken? Ja, es wirkt, und zwar richtig gut!

Angenommen, du hast zum Beispiel gerade Angst, die Schwangerschaft nicht gut zu überstehen, oder etwas könne mit deinem Kind sein. Dann erinnerst du dich an Temporal Tapping und wendest die Technik unverzüglich an.

Du fängst an, mit drei Fingern oberhalb deines Ohres in einem Halbkreis zu klopfen bis zu dem Punkt hinter dem Ohr, der dem Ausgangspunkt gegenüberliegt. Es ist sehr wichtig, dass du dazu Affirmationen sprichst, die in deiner Muttersprache, in deinen eigenen Worten formuliert und an deinen Wertvorstellungen ausgerichtet sind. Zur leichteren Erinnerung sollten sie kurz, präzise und immer positiv sein.

Da die Wirkung des Schläfenklopfens ungefähr 30 Minuten anhält, warte mindestens so lange oder besser länger, bevor du zur selben Affirmation erneut klopfst.

Diese Klopftechnik mehrmals am Tag zu wiederholen, kann die Einprägung des erwünschten Verhaltens beschleunigen. Ich habe beispielsweise mindestens sieben Mal am Tag zu meinen Merksatz geklopft. Je öfter du deine Affirmation mit dem Schläfenklopfen begleitest, desto schneller und intensiver ist die Wirkung und desto leichter werden sich deine Gewohnheiten ändern.

Schreibe deine Affirmation auf, um sicherzustellen, dass du jedes Mal exakt dieselben Worte verwendest. Wenn dir dabei allerdings ein noch passenderer Merksatz einfällt, schreibst du ihn auf und benutzt zukünftig diesen.

Meditationstechniken und mentale Übungen

Viel Spaß! Ich bin sicher, du bemerkst sehr schnell eine Veränderung. Kleiner Tipp von mir: Erzähl auch anderen von dieser kleinen Übung nach dem Motto: „Happiness is to share."

1.7 *Qigong*

Qigong gehört zum festen Repertoire der traditionellen chinesischen Medizin (TCM) und seinen Therapieformen. Qigong ist eine Bewegungsform zur Pflege und Aktivierung der Energien von Körper und Geist. Der Begriff „Qi" steht für Lebensenergie (siehe Kapitel 1.2), der Begriff „Gong" für Üben und Arbeiten mit der Lebensenergie. Das Hauptaugenmerk besteht darin, sich des Qi bewusst zu werden und es lenken zu können, um Körper und Geist mit Lebensenergie zu versorgen.

Sind wir gesund, voller Energie und Tatkraft, fließt das Qi frei in den Meridianen, also den Energiebahnen, die unseren Körper durchziehen. Sind wir krank, fühlen uns unwohl, haben Schmerzen oder Stress, so staut sich das Qi in den Meridianen.

Durch Qigong-Übungen wird das Qi im Körper zum Fließen angeregt, Blockaden werden beseitigt und die Harmonie von Körper und Geist wird wieder hergestellt. Gesundheit und Wohlbefinden werden gestärkt.

Qigong-Übungen sind langsame, sanfte Bewegungen, die im Einklang mit der Atmung ausgeführt werden. Sie dienen auch zur Meditation. Regelmäßig ausgeführte Qigong-Übungen verbessern unsere Gesundheit und stärken das Immunsystem, erhöhen unsere Konzentrationsfähigkeit und beruhigen den Geist, sie stabilisieren unser körperliches und seelisches Gleichgewicht im Ganzen.

Je länger wir Qigong praktizieren, desto mehr Mitgefühl und Weisheit wird uns zuteil.

Auf der körperlichen Ebene wirkt Qigong wie das Einnehmen von heilsamer Medizin, denn im Qi sind ja alle Heilkräfte vorhanden.

In Kapitel 2.4 stelle ich dir zwei Übungen aus dem Zhineng Qigong vor. Zhi bedeutet Intelligenz; damit ist die Fähigkeit des Gehirns gemeint, mit der Außenwelt umzugehen. Neng bedeutet Potential und bezieht sich sowohl auf physische als auch auf mentale Eigenschaften. Zhineng Qigong ist eine Trainingsform, mit der man physische und mentale Fähigkeiten entfalten kann.

Im Begriff „Zhineng Qigong" ist somit das ganze Ziel des Qigong Trainings enthalten: Du kannst Krankheiten abwehren, dein physisches und mentales Wohlbefinden steigern und verborgene Fähigkeiten wiederentwickeln.

1.8 Gebet

Ich bin zwar in einem christlichen Elternhaus aufgewachsen, aber eigentlich hat mir nie jemand gesagt, wie man am besten betet und welch große Bedeutung Gebete haben. Trotzdem ist das Gebet seit vielen Jahren für mich ein fester Bestandteil meines täglichen Lebens geworden.

Natürlich habe ich in der langen Zeit meiner Gebetspraxis vieles ausprobiert und bin zu folgendem Schluss gekommen: Den größten Erfolg für ein kraftvolles Gebet hast du, wenn du von Herzen betest, das heißt, von Herzen ein Gebet sprichst oder denkst. Das kannst du natürlich nur dann, wenn es sich um etwas für dich oder für andere Wichtiges handelt; bei Banalitäten wirst du einfach nicht die Herzkraft aufbringen können, die ein Gebet braucht, um eine bestimmte Schubkraft zu entwickeln.

Während meiner Schwangerschaft habe ich viel für mein Kind gebetet, es war mir ein inneres Bedürfnis, mich mit dem großen Ganzen zu verbinden, um dort Stärke, Verbundenheit und Einheit zu erfahren. Ich fühlte mich geschützt, und diese Sicherheit hat mir und dem Kind sehr geholfen in all den Situationen, die wir zu bestehen hatten.

Und ich habe immer dafür gebetet, dass mein Kind gesund zur Welt kommt und ein fröhlicher Mensch wird. Meine Gebete sind erhört worden!

Ich glaube nicht, dass es allgemeingültige Gebete gibt, die immer und bei jedem wirken. So unterschiedlich Menschen sind, so verschieden sollen auch ihre Gebete sein. Es mag Menschen geben, die sich beim Beten an religiösen Schriften orientieren, andere wiederum erschaffen ihre Gebete selbst und verändern sie kreativ stets nach Bedarf.

Fünf Faktoren haben sich beim Gebet als günstig erwiesen und werden seit wahrscheinlich tausenden von Jahren von vielen Heiligen und Mystikern angewendet:

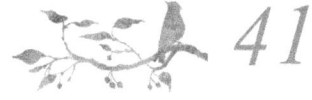
1. Entspannung und Ruhe

Je entspannter dein Geist und Körper ist, desto mehr kannst du dich auf dein zielgerichtetes Gebet konzentrieren. Ein entspannter Körper ist eine gute Voraussetzung für einen geklärten Geist, und ein geklärter Geist wiederum kann sich intensiv ins Gebet versenken.

2. Energie folgt der Aufmerksamkeit

Gedanken sind kraftvolle, feinstoffliche Energien. Es stellt sich die Frage: Wo soll meine Gedankenkraft hinfließen? Wenn du bedenkst, dass wir bis zu 60.000 Gedanken pro Tag denken, ist es spätestens jetzt sinnvoll, sich genau zu überlegen: Welche Gedanken will ich für mein Gebet einsetzen? In welche Richtung sollen sie sich bewegen? Je mehr du also mit der Person oder dem Objekt – was immer es sein mag – verschmelzen kannst, desto intensiver erzeugst du einen gegenseitigen Kommunikationskanal. Dadurch entsteht ein Gefühl der Verbundenheit und des Einsseins. Durch dieses Einheitsgefühl bist du dann in der Lage, Einfluss zu nehmen. Ein ganz besonders wichtiger Aspekt ist, dass du in dein Gebet dein schönstes und aufrichtigstes Gefühl einfließen lassen solltest. Ohne deine intensiven, innigsten Gefühle bewirkt ein Gebet nicht viel. Erst durch das Aufladen mit Gefühl erreichst du andere Sphären und gehst dort in Resonanz mit ihnen! Es gilt also, deine Aufmerksamkeit gezielt einzusetzen – die nötige Energie folgt dann automatisch.

3. Imagination und Visualisierung

Je bildlicher du dir etwas vorstellen kannst, desto mehr benutzt du deine rechte Gehirnhälfte, in der die Intuition zu Hause ist. Hier entstehen Bilder ohne Worte, wortlose Gedanken, die auf ein spezielles Ziel ausgerichtet sind. Diese Bilder sind wertvoll, weil sie die Energie des Gebets nochmals verstärken.

4. Gelassenheit und Loslassen

Je intensiver du von Herzen betest, desto wirkungsvoller und schneller kann das Ergebnis eintreffen. Wenn du zum Beispiel den Wunsch nach Heilung hast und dein Gebet emotional stark aufgeladen ist, wirst du mit Sicherheit auch Erfolg haben. Du wirst den Erfolg noch schneller herbeiführen, wenn du nach deinem Gebet deine Gedanken und Gefühle dazu ganz und gar loslässt mit der Gewissheit, dass dein Gebet bereits wirkt. Das ist keine Nachlässigkeit, sondern großes Vertrauen in den Schöpfungsprozess, der von nun an wirkt. Du hast quasi den Impuls gesetzt und die Umsetzung überlässt du dem großen Ganzen. So kann es zum Besten aller und allem wirken.

5. Dankbarkeit

Dankbarkeit ist keine kleine Nettigkeit am Rande, Dankbarkeit ist der Türöffner für alle kreativen Prozesse. Es ist der Türöffner für die große Himmelstür. Oder man könnte auch sagen,

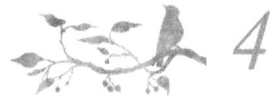

wenn du dich mit dem Dankbarkeitsfeld verbindest, dann potenziert sich deine Dankbarkeit aus der dann wieder neue Früchte erwachsen können.

Obendrein bedeutet es auch Folgendes: Wenn du danke sagst, liegt etwas sehr Selbstverständliches darin. Normalerweise sagst du dann danke, wenn du etwas erhalten hast. Wenn du von vornherein in der dankbaren Annahme lebst, dass das Richtige, worum du gebeten hast, schon passiert, dann gibt es gar keine andere Möglichkeit, nur die Selbstverständlichkeit, dass es so ist!

Wenn du „bitte" sagst, liegt hingegen in dem Wort auch ein kleiner Zweifel. Du bist nicht sicher, ob du das erhältst, was du dir gewünscht hast. Bei „danke" ist es vollkommen klar, dass es bereits geschehen ist und dir zur Verfügung steht. Meine Empfehlung: Danke häufiger und bitte weniger, auch wenn eine gute Erziehung uns etwas anderes lehrt ...

1.9 Autogenes Training

Autogenes Training ist ein auf Autosuggestion basierendes Entspannungsverfahren. Es wurde vom Berliner Psychiater Johannes Heinrich Schultz aus der Hypnose entwickelt. Heute ist das autogene Training eine weit verbreitete anerkannte Psychotherapiemethode.

Das autogene Training ist eine „konzentrative (Selbst)-Entspannung", die es dir ermöglicht, mit Hilfe von bestimmten Formeln in einen entspannten Zustand zu gelangen. Die Übungen beziehen sich auf Zustandsänderungen in unserem Körper. Du lernst, physiologische Entspannungsvorgänge im Körper wahrzunehmen, und zwar die Abnahme der Muskelspannung als Schwere und die vermehrte Durchblutung der Haut als Wärme. Hierdurch verlieren die Reize der Umwelt an Bedeutung – ein ähnliches Gefühl wie kurz vor dem Einschlafen.

Suggestion bedeutet „Beeinflussung". Wenn wir dies ganz wörtlich verstehen, können wir damit einen guten Zugang zu unserem Selbst finden. Im autogenen Training lernen wir, unseren Körper im positiven Sinne zu erspüren und bewirken damit eine neue Einheit von Körper und Geist. Der Mensch ist von Natur aus eine Ganzheit. Das autogene Training hilft, diese Ganzheit „Mensch" wiederherzustellen. Die Fähigkeit, wohltuende körperliche Empfindungen wahrzunehmen, ist uns heute weitgehend verlorengegangen. Wir achten nur noch auf Körperfunktionen, wenn diese nicht so ablaufen, wie wir es gewohnt sind. Wir hören also nur auf negative Körpersignale. Gerade in der Schwangerschaft verändert sich so vieles – sowohl innerlich als auch in unserem äußeren Umfeld. Nicht selten macht uns die Ungewissheit zu schaffen.

Durch dieses Training erreichst du den Abbau von störenden Empfindungen, wie Angst, innerer Unruhe oder Depression, und eine Verbesserung der Erholungsfähigkeit, d.h.:

> ***Du schöpfst neue Energie und bleibst leistungsfähig.***

Meditationstechniken und mentale Übungen

1.10 *Kinesiologie*

Kinesiologie ist eine ganzheitliche Methode, mit der wir Stress abbauen, stressbedingte Blockaden lösen, unsere Leistungsfähigkeit erhöhen und unsere Gesundheit positiv beeinflussen können. Während wir beim Qigong selbst durch gezielte Übungen unsere Energiebahnen in Fluss bringen, unterstützt uns in der Kinesiologie eine andere Person dabei.

Das Handwerkszeug der Kinesiologen ist ein Muskeltest. Mit der Methode „Touch for Health" können gestörte Muskelenergiekreisläufe ausgeglichen werden. „Touch for Health" ist Ende der 1960er Jahre von dem kalifornischen Chiropraktiker *Dr. John Thie* aus der angewandten Kinesiologie entwickelt worden und wurde Anfang der 70er Jahre erstmals von ihm gelehrt. Ziel der Kinesiologie ist es, zu entdecken, wo und wann etwas aus der Balance kippt, und dann Maßnahmen einzuleiten, die dazu führen, dass dort die Energie wieder ungestört fließen kann.

Unser Körper ist von Energiebahnen (Meridiane) durchzogen, die im ausgeglichenen Stadium dafür sorgen, dass wir gesund und kräftig bleiben, indem Körper, Geist und Seele in Balance und somit unsere Selbstheilungskräfte aktiviert sind. Du kannst es dir so vorstellen, dass die Energien ungehindert in einem Kreislauf durch unseren Körper fließen.

Wenn du nun in eine Stresssituation gerätst, bauen sich Blockaden auf einer Energiebahn auf. Es ist ähnlich wie bei einem Staudamm. An einem Punkt bleibt die Energie hängen und überflutet einen Meridian, so dass die nachfolgenden

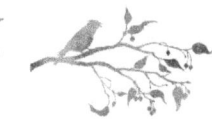
Energiebahnen unterversorgt sind. Auf Dauer gesehen können dadurch ernsthafte Krankheiten entstehen. Mit „Touch for Health" werden diese Blockaden auf unseren Energiebahnen aufgespürt und durch Drücken und Berühren von Reflex- und Akkupressurpunkten an Körper und Kopf aufgelöst, so dass die Energie wieder ungestört fließen kann.

Dabei geht man folgendermaßen vor: Wenn du einen Arm zur Seite streckst und an eine fröhliche Situation denkst, ist es für den Kinesiologen nicht möglich, deinen Arm ohne großen Kraftaufwand nach unten zu drücken – dein Muskel ist stark. Denkst du an eine stressende Situation oder etwas, das dich ärgert, dann ist es ohne Mühe möglich, deinen Arm nach unten zu drücken – dein Muskel ist schwach. So ist jeder Energiebahn in deinem Körper ein ganz bestimmter Muskel zugeordnet. Wenn du jetzt an eine Stresssituation denkst, wird über die zugeordneten Muskeln abgefragt, ob eine Energiebahn blockiert ist und welche. Durch Behandeln der zugeordneten Reflex- und Akkupressurpunkte wird die Blockade aufgelöst.

So können Ängste, wie z.B. Prüfungsangst, Stress – beruflich oder privat –, abgebaut und Stimmungsschwankungen sowie emotionale Belastungen reduziert werden (siehe Beispiel in Kapitel 3.1). Durch die Behandlung werden viele Stressoren, die uns tagtäglich belasten, ausfindig gemacht und beseitigt.

Sogar Stressoren, die sich während der Schwangerschaft bei deinem Baby festsetzen, können zu einem späteren Zeitpunkt noch „entstresst" werden (siehe Kapitel 2.3).

2 *Die Schwangerschaft*

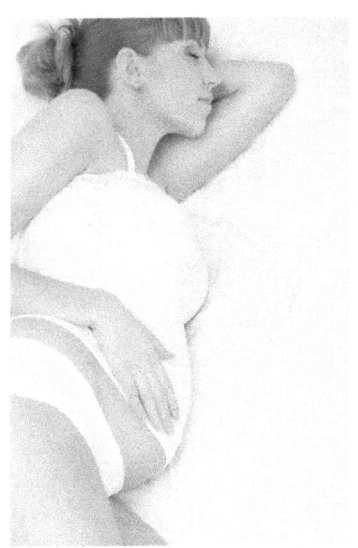

Kontakt zum
Ungeborenen herstellen

2.1 *Vorbereitungen & Planung*

> *„Alles, was ein Mensch in Gedanken, in Worten*
> *oder durch Taten aussendet, wird zu ihm*
> *zurückkommen. Er empfängt, was er gibt. "*

Das Wunschkind: Nutze deine positive Gedankenkraft. Liebe, Harmonie, Begeisterung und Freude sind optimale Voraussetzungen, die dein Vorhaben begünstigen.

Als ich meinen Mann kennenlernte, war uns schnell klar, dass wir einen gemeinsamen Kinderwunsch hatten. Er hatte in seiner vorherigen Partnerschaft bereits überlegt, ein Kind zu adoptieren, dann aber den enormen Aufwand, der hierzulande üblich ist, um ein Adoptivkind zu bekommen, gescheut. So blieb er lange kinderlos und verdrängte seinen Wunsch. Gelegentlich flammte er auf, und um diesen Gedanken und sehnlichsten Wunsch zu kompensieren, machte er sich in Organisationen stark, die den Hunger auf der Welt bekämpften. Ich wiederum wünschte mir ein Kind, hatte aber keine Partnerschaft. Ein bisschen fühlte ich mich auch unter Druck, denn meine biologische Uhr tickte. Und eine allzu späte Mutter wollte ich nicht werden. Nachdem wir uns getroffen hatten, begannen wir gemeinsam, unseren Kinderwunsch zu hinterfragen:

   Passen wir biologisch zusammen, um ein gesundes
   Kind haben zu können?

   Werden wir gute Eltern sein? (Das weiß man
   natürlich vorher nicht, aber gewisse Faktoren
   lassen sich ja abschätzen.)

> ✷ *Werden wir in der Lage sein, das Kind als eigenständig und individuell zu betrachten, obwohl es von uns abhängig ist?*

> ✷ *Lässt unsere finanzielle Situation es überhaupt zu, ein Kind zu haben?*

> ✷ *Sind wir aufgrund unserer körperlichen und psychischen Grundstruktur in der Lage, das Kind gegebenenfalls auch allein großzuziehen? In Zeiten, wo „Lebensabschnittspartner" immer üblicher werden, ist dies eine wichtige Frage, die gründlich durchdacht sein will.*

> ✷ *Sind wir bereit, die Bedürfnisse des Kindes zu erfüllen, ja sie sogar für lange Zeit als oberste Priorität anzuerkennen, ohne uns zu beschweren, wenn wir unsere eigenen zurückstecken müssen?*

Diese Fragen sollten du und dein Partner euch ebenfalls stellen, denn nur so entstehen die tragfähigen Säulen, die für eine intakte Familie notwendig sind. Natürlich ändert sich im Leben vieles, oft sehr spontan und unvorhergesehen, und es gibt keinerlei Sicherheit über längere Zeiträume. Menschen, deren Lebensumstände und das weitere Umfeld verändern sich ja ständig, und was heute Gültigkeit hat, kann morgen schon überholt sein. Letztlich sind wir ständig aufgefordert, uns dem großen Ganzen anzuvertrauen; unsere Froschperspektive zu verlassen, um eine erweiterte Sichtweise zu bekommen und sie uns auch zu erlauben.

Es erscheint mir auf Dauer die einzig lohnende Möglichkeit zu sein, wenn wir uns dem Lebensfluss hingeben, und das, ohne unsere kleinen und großen Ziele aus dem Auge zu verlieren. Ein wahrhaftiges Sicherheitsgefühl entsteht immer dann, wenn wir glauben, dass in unserem Leben nur das Beste geschieht, auch wenn wir anfänglich nicht in der Lage sind, das zu sehen. Dies ist eine sehr lebensbejahende, zuversichtliche Möglichkeit, mit dem Leben umzugehen, und sie erspart uns, im Negativen herumzuwühlen.

Frauen, die sich entschließen, ein Kind allein großzuziehen, sollten den genannten Fragenkatalog noch ergänzen:

- *Bin ich bereit, die volle Verantwortung für das Kind allein zu tragen?*

- *Wie sehen meine Einkünfte aus?*

- *Spielt mein Arbeitgeber mit?*

- *Welche Beziehung soll das Kind zum Vater haben und umgekehrt?*

- *Sind Kontakte erwünscht und förderlich?*

- *Soll ich mich mit anderen Frauen und Organisationen vernetzen, um mir selbst, aber auch dem Kind, Sicherheit zu vermitteln?*

Diese Punkte möchte ich auf jeden Fall betonen, denn in unserer Gesellschaft alleinerziehend zu sein, ist noch immer kein Vergnügen. Gemeinsamkeit macht stark!

Ich hoffe, du hast mit Ruhe und Bedacht alles auf dich wirken lassen. Du hast an den Fragen und deren Lösung gearbeitet und bist jetzt zu dem Ergebnis gekommen: Ja, wir wollen ein Kind!

Darf ich dich begleiten und dir beim mentalen Nestbau helfen?

Bevor du jemals etwas in die Tat umgesetzt hast, gab es bereits einen Gedanken, der das für dich getan hat. Wenn du aufbauende, liebevolle und Frieden bringende Gedanken erzeugst, werden daraus auch zwangsläufig positive Taten (siehe Kapitel 1.5). Stell dir vor, du pflanzt einen Apfelbaum – was wirst du ernten? Äpfel! Wenn du Pfirsiche möchtest, musst du deine mentale Kraft in andere Bahnen lenken, denn du bekommst genau das, was du gesät hast. Das ist universelle Gerechtigkeit. Selbstverständlich hast du jederzeit die Wahl bzw. kannst dich umentscheiden.

Inzwischen fanden Forscher auf dem Gebiet der Neurologie heraus, dass unser Gehirn, sobald es ein Kommando in Form eines Gedanken erhält, sogleich entsprechende Kontrollsubstanzen ausschüttet und damit das zentrale Nervensystem in Bereitschaft versetzt, entsprechend zu handeln und zu reagieren. Und je nachdem, wie negativ oder positiv deine Gedankenwelt ist, sind auch deine Handlungen und Reaktionen entsprechend.

Wenn du dir tatsächlich ausreichend klargemacht hast, wie machtvoll dein Unterbewusstsein und deine bewusst gedachten Gedanken sind, dann weißt du inzwischen sicherlich, dass du enorme Kräfte in dir trägst, die zum Wohle aller genutzt werden wollen. Täglich denken wir bis zu 60.000 Gedanken! Ist es da nicht Zeit, gründlich aufzuräumen, ja geradezu hygienisch „im Kopf" zu werden? Ich verspreche dir, wenn du diese Kräfte konstruktiv und positiv nutzt, wird sich in deinem Leben vieles zum Besseren wenden. Kleine und große Wunder können dann geschehen.

Eines dieser Wunder kann ein Kind, eine Seele sein, die sich von deiner positiven Ausstrahlung angezogen fühlt. Mit anderen Worten, es besteht durchaus die Möglichkeit, sich gedanklich schon jetzt mit dem nicht manifesten Teil, also dem noch nicht körperlichen Teil des Kindes zu verbinden. Aus den

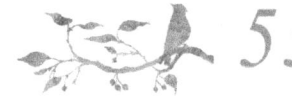
vielen Erzählungen meiner Seminarteilnehmerinnen und aus meiner eigenen Erfahrung weiß ich, dass auch die Seelen der Kinder oft schon Kontakt zu den vorgesehenen Eltern aufnehmen.

Mal dir gedanklich ein Leben mit Kind aus. Geh beispielsweise auf Spielplätze, guck unterwegs in Kinderwagen, schau Babybilder an, sieh dich als glückliche Mutter (oder glücklichen Vater). Besuche Freunde oder andere Familienmitglieder, die gerade ein Baby bekommen haben. Vielleicht darfst du es auf den Arm nehmen oder wickeln und füttern. Wenn du deinen Fokus dorthin verlagerst, findest du bestimmt bald viele Gelegenheiten. Und bekräftige immer wieder deinen Wunsch nach einem Kind.

Eine gute Idee ist es auch, an das Ungeborene einen Brief zu schreiben, in dem du deine Wünsche formulierst – nicht umsonst heißt es schließlich „Wunschkind". Du kannst den Zeitpunkt der Empfängnis sowie der Geburt beschreiben, den Verlauf der Schwangerschaft und der Geburt und natürlich die Eigenschaften deines Kindes. Ich selbst habe mir immer vorgestellt, dass mein Kind gesund und fröhlich ist, und genau das ist es geworden.

Bewahre deinen Brief gut auf, er sollte nicht in andere Hände gelangen und gelesen werden. Denn es ist dein persönliches Dokument und dein Geheimnis. Es ist besser, eine Sache so lange für sich zu behalten, bis sich anfängliche Resultate zeigen.

Manchmal werden konstruktive Gedanken von anderen Menschen in deinem Umfeld – ob gewollt oder unbeabsichtigt – geschwächt; du hast es dann schwerer, dich wieder unbefangen auf dein Thema zu konzentrieren.

Umgekehrt kann die Beteiligung anderer auch bestärkend sein, wie mein eigenes Beispiel zeigt: Eines Morgens stürzte mein Mann ziemlich aufgeregt in mein Arbeitszimmer, um mir mitzuteilen, dass er soeben in seiner täglichen Meditation mit unserem Baby gesprochen habe. Genauer gesagt, dieses Baby hätte ihm einfach mitgeteilt, dass es jetzt Zeit sei, empfangen zu werden, dass es sich schon auf uns freut – und liebe Grüße an die zukünftige Mama!

Ich glaube, ich habe wohl selten in meinem Leben so fassungslos ausgesehen wie in diesem Moment!

Ich war geneigt, ihn zu fragen, ob er wirklich in Ordnung ist oder ob er sich vielleicht irgendwie krank fühlt. Ich ließ es bleiben, denn ganz tief in mir, kaum wahrnehmbar, fühlte ich die Stimmigkeit seiner Aussage, zumal mein Mann nie irgendwelche Stimmen in seiner tiefen Entspannung gehört hatte und später auch nicht mehr. Er sagte noch „Mach dir keine Gedanken, du wirst schon sehen, konzentrier dich auf deine Arbeit" und verließ den Raum.

Da saß ich jetzt, ziemlich verwirrt, was da wohl auf mich zukommen würde, von Konzentration war natürlich keine Spur mehr. Im Übrigen, sechs Wochen später war ich schließlich schwanger!

Affirmation:

„Ich verschaffe mir einen gründlichen Überblick über meine Situation."

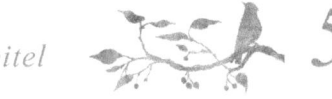

2.2 Reinigung des Körpers, Zeugung, Schwangerschaft

In vielen alten Kulturen war es besonders in den spirituellen Kreisen üblich, sich auf die Empfängnis eines Kindes geistig und körperlich vorzubereiten. Erst später, als der Gedanke aufkam, dass Kinder unsere zukünftige Altersversorgung darstellen und man infolgedessen möglichst viele Kinder haben sollte, wurde auf die sorgfältige, längere Vorbereitung der Empfängnis überhaupt keinen Wert mehr gelegt. Auf diese Art und aus diesen Beweggründen heraus entstanden und entstehen mit Sicherheit auch heute noch die meisten Kinder dieser Erde. Die Vorstellung, ein Wunschkind zu zeugen, ist mit diesem Denken nicht zu vereinbaren, denn es geht hier um Mangelbewusstsein, das dann von mehreren Kindern in der Familie später einmal ausgeglichen werden soll. Der einzige Wunsch ist hier die Versorgung, so dass den Kindern selten Raum gegeben wird, um ihre eigentlichen Fähigkeiten entwickeln zu können. Wertvolles Potential wird weder entdeckt noch genutzt. Ich bin sicher, gäbe es nur Wunschkinder, würde die Weltbevölkerung drastisch sinken, und ich glaube, es würde auch keine Kriege mehr geben!

Wie würde unser Planet wohl aussehen, wenn nur erwachsene Wunschkinder auf ihm leben würden? Meine ziemlich weitreichende Vermutung ist, dass wir auch viel sorgsamer mit unserer Erde umgehen würden, denn wir wären in der Lage zu verstehen, dass auch die Erde ein lebendiger Organismus ist, der Sorgfalt, völlige Akzeptanz, Fürsorge und unsere Liebe braucht. Wir kämen nicht mehr auf den Gedanken, uns oder andere schädigenden Einflüssen auszusetzen. Wir würden alles daransetzen, aufbauend, verbessernd und heilend auf unsere Umgebung einzuwirken, denn es wäre uns klar, dass wir uns sonst ständig selbst verletzen!

Nun, das sind visionäre Gedanken, wobei ich davon überzeugt bin: Je mehr Menschen solche oder ähnliche Gedanken in sich tragen, desto mehr kann diese Vision Wirklichkeit werden. Unser Zeitalter bringt es mit sich, dass wir umlernen müssen und immer ganzheitlicher denken.

Solltest du dich nun auf ein Wunschkind vorbereiten: Was kannst du für dich tun, um deinen Körper optimal einzustimmen auf Zeugung, Empfängnis und Schwangerschaft? Gehe zum Arzt und lass deine Blutwerte untersuchen. Dazu gehört unter anderem, den Rhesusfaktor zu überprüfen, einen Aids-Test zu machen, aber dein Blut auch auf Röteln- und Toxoplasmose-Antikörper hin zu prüfen. Lass dich ausführlich von einem Arzt deines Vertrauens beraten.

Du kannst überlegen, ob du für einige Zeit fasten willst, um so deinen Körper gründlich zu entschlacken. Durch das Fasten kannst du krank machende Substanzen ausscheiden und dich bestenfalls sogar von bereits bestehenden Krankheiten lösen und verabschieden. Natürlich hat es später für das Ungeborene große Vorteile, wenn es sich in einem von Schlacken gereinigten Körper einnisten darf, um dort optimal zu wachsen und seine Anlagen herauszubilden. Wenn der Mann fastet, hat dies ebenfalls positive Auswirkungen, denn nach dem Ausscheiden von Giften produziert er gesündere, beweglichere Spermien.

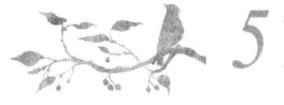

Inzwischen stehen diverse Fastenkuren zur Auswahl. Ich nenne nur die gängigsten: Wasserfasten, Saftfasten und Obstfasten. Spüre in dich hinein, welche für dich am besten ist. Denke bitte auch daran, deinen Darm gut zu reinigen und zu pflegen. Und berate dich in jedem Fall mit deinem Arzt oder deinem Heilpraktiker. Wenn es dir alleine schwerfällt, dann kannst du auch mit anderen zusammen in einer Gruppe fasten. Gerade wenn fasten etwas Neues für dich ist, kann eine erfahrene Begleitung sinnvoll sein. Auch das Verbinden von Fasten und zum Beispiel Wandern ist eine tolle Erfahrung.

Du kannst die Reinigung auch durch häufige Saunabesuche oder durch eine ausgewogene, sportliche Betätigung unterstützen. Außerhalb des Fastens achte auf eine vitalstoffreiche, möglichst vegetarische Ernährung. In dieser Phase ist es empfehlenswert, viel Vitamin E durch die Ernährung zu sich zu nehmen. Vitamin E wirkt als Radikalfänger und gefäßerweiternd. Es gilt als das Fruchtbarkeitsvitamin und unterstützt die Keimdrüsentätigkeit von Mann und Frau. Du findest es in Weizenkeimen, grünem Blattgemüse, Erbsen, Bohnen, Weizenkeimöl und Sesam. Zusätzlich kannst du auch ein Vitamin-E-Präparat in angemessener Dosis zu dir nehmen.

Trinke viel klares, sauberes Wasser, um dich zu energetisieren und innerlich zu reinigen. Wasser hat sehr viele Funktionen in deinem Körper, es sorgt für die Freisetzung von Proteinen, löst Salze auf und sorgt dafür, dass die elektrische Energie im Körper optimiert wird. Wasser aktiviert das Lymphsystem, das größte Flüssigkeitssystem im Körper, doppelt so groß wie das Blutsystem. Es ist für den Transport von Nahrung, Hormonen wie auch den Abtransport von Schlacken- und Giftstoffen verantwortlich.

Achte auch darauf, dass deine Ernährung nicht zu sauer ist, sondern sich im basenüberschüssigen Bereich befindet. Unser Körper ist nicht entweder sauer oder basisch – er ist beides gleichzeitig. Der Dickdarm zum Beispiel braucht ein eher saures Klima, das Blut oder der Dünndarm brauchen ein basisches Klima. Wenn unser Körper nun übersäuert, geraten die Organe, die eigentlich ein basisches Klima benötigen, in einen sauren Zustand und können nicht mehr richtig arbeiten.

Kaffee, Tee, Fleisch, Fisch, Zucker und Getreide gehören zu den sauren Lebensmitteln. Gemüse und Obst sind bis auf wenige Ausnahmen basisch. Im Buchhandel findest du ausreichend Literatur, in der du dich informieren kannst. So gut vorbereitet, gereinigt und fit steht einer Empfängnis und gesunden Schwangerschaft eigentlich nichts mehr im Wege. Und wenn dann auch noch der richtige Zeitpunkt gewählt wurde ...

> *Ich wünsche auf jeden Fall viel Glück und drücke die Daumen!*

2.3 *Ich bin schwanger*

Welch ein erhebender Moment! Jedes Mal, wenn eine Frau mir erzählt, dass sie schwanger ist, bin ich zutiefst berührt und begeistert. Tief berührt deshalb, weil ich es, solange ich denken kann, einfach als ein Wunder empfinde. Ich habe diesem Phä-

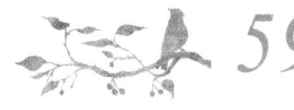

nomen lange in mir nachgespürt und bin zu folgender Begründung gekommen: Tief in mir lebt eine große Ehrfurcht und ein großer Respekt vor dem Leben. Auf welch geniale Weise Leben zu keimen beginnt, welch eine Fülle von Möglichkeiten sich plötzlich ergeben – ist das nicht phantastisch? Und während du gerade die Tatsache verdaust, schwanger zu sein, denke ich bereits an die wunderbare Zukunft und sehe die gesamte Palette an Chancen und Gelegenheiten vor meinen Augen. Eine Frau oder – noch besser – die Tochter einer Mutter wird zur Mutter!

Nicht nur, dass in dir neues Leben heranreift und wächst, auch du selbst kannst nun noch einmal wachsen und auf ganz besondere Art reifen. Ich betrachte Schwangerschaft und Geburt auch als eine Art Einweihung in eine Dimension, in der eine Frau mit Fürsorge, Liebe und Geborgenheit genährt wird, Schutz und Vertrauen kennenlernen darf, wenn sie bereit ist, die dahinterstehende Schöpferkraft anzuerkennen und anzunehmen. Dies geschieht in einem inneren und äußeren Vorgang, wobei sich ja tatsächlich das innere Geschehen mit der Zeit immer mehr nach außen wölbt. So wird der Reifeprozess allmählich für alle deutlich sichtbar. Dies alles wirst du durch den Formungs- und Reifevorgang, durch den du gehst, deinem Kind unmittelbar wieder weiter- und zurückgeben können.

Einerseits geschieht ganz automatisch etwas in dir, dessen du dich nicht entziehen kannst, andererseits kannst du mit deinem neuen Verständnis für dich und dem Baby in deinem Bauch zu einem erweiterten Bewusstsein gelangen. Du bist zu einer Frau geworden, die die Zukunft nicht nur mehr latent in sich trägt, sondern sich aktiv mit dem Werdungsprozess beschäftigt.

Ich glaube, du kannst nun meine immer wiederkehrende Faszination nachvollziehen.

Dennoch bin ich natürlich in der Lage, dir jetzt endlich zu gratulieren, ich freue mich für dich. Ich wünsche dir von ganzem Herzen eine harmonische, entspannte, gesunde, glückliche und freudvolle Schwangerschaft.

Ich bin fest davon überzeugt, dass dieses Buch für dich und dein Baby und wahrscheinlich auch für deinen Partner von großem Nutzen sein wird. Ganz besonders dann, wenn du einfach Lust hast, ein Experiment zu machen.

Das „Schlimmste", was dir passieren kann, ist, dass es nicht funktioniert. Doch in all der Zeit, in der ich diese Methode in Kursen verbreite und weitergebe, ist es fast noch nie passiert, dass eine Frau den Kontakt zu ihrem Baby nicht aufbauen konnte.

Sollte tatsächlich nicht das geschehen, was hier im Buch immer wieder beschrieben wird, so darfst du mit Sicherheit davon ausgehen, dass du und dein Ungeborenes trotzdem großen Nutzen aus der Erfahrung ziehen könnt.

Hatte ich bereits erwähnt, dass auch werdende Väter ganz tief in diese Erlebnisse eintauchen können? Ich bin jedes Mal erstaunt und dankbar, wenn ich erfahre, wie sie dieses Geschehen verarbeiten. Sehr oft entsteht ein neues, wesentlich profunderes Partnerschaftsverständnis. Die Männer können sich in ihre Frauen besser hineinversetzen und sie während der Schwangerschaft und Geburt erfolgreicher unterstützen.

Normalerweise befinden sich Männer in dieser Phase in der beobachtenden Rolle; eine Situation, in der sie sich eher als hilflos am Rande stehend empfinden. Haben sie aber schon früh die Möglichkeit, mit ihrem ungeborenen Kind in Kontakt

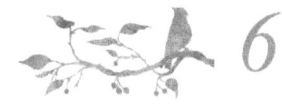

zu treten, fühlen sie sich mit einbezogen und verantwortlich. Somit wird klar, dass nicht nur die Schwangere, sondern auch der werdende Vater in eine neue Dimension seines Lebens eintritt. Eine weitere Beobachtung ist, dass Väter dadurch schon sehr früh ein innigeres Verhältnis zu ihrem Kind aufbauen. Da Männer während der Schwangerschaft ihrer Partnerin ja zum größten Teil auf Informationen von außen angewiesen sind, ist es für sie eine besondere Gelegenheit, emotionale Verbundenheit entwickeln zu können.

Hast du dir schon einmal überlegt, wie andersartig es für einen Mann sein muss, wenn man zum Beispiel über Menstruation spricht? Ich habe diese Themen oft geradezu provoziert, weil ich wissen wollte, was sich diesbezüglich bei einem Mann abspielt. Fast alle sagen dann: „Wieso? Ist doch ganz normal, dass ihr die Regel habt."

Natürlich ist es normal, aber was ist schon normal, wenn man es nicht mal nachempfinden kann, weil es einfach nicht da ist und alle anderen Funktionen des Körpers auch unterschiedlich sind! Ich habe mir dann erlaubt, ein wenig nachzubohren, mit dem Resultat, dass mir immer noch viel Unwissenheit und hilfloses Achselzucken entgegengebracht wurde. Entweder fehlte es an adäquater Aufklärung oder an grundsätzlichem Interesse und Empathie.

Vielleicht kannst du dir nach diesem Beispiel vorstellen, wie fremdartig dann für Männer eine Schwangerschaft sein muss, denn wir selbst müssen uns ja am Anfang umstellen und darauf einstellen, dass uns für eine lange Zeit unser Körper nicht mehr allein gehört. Das Einzige, was definitiv für den Mann interessant und bindend ist, ist die Tatsache, dass wir eine Schwangerschaft nicht allein bewerkstelligt haben, sondern dass er für einen kurzen, aber tief greifenden Moment sich in uns hineinbegeben hat und so zum Erzeuger wurde. So fühlt er sich nicht ganz abgeschnitten von dem wirklich imposanten Vorgang der Schwangerschaft. Je mehr du also deinen Partner mit einbeziehst, desto feinfühliger kann er werden. Überfordere ihn aber bitte nie, denn so viel Veränderung, wie zurzeit geschieht, kann auch Angst machen. Zumal Frauen in der Schwangerschaft meist eine enorme, wenn auch eventuell ungewohnte Stärke entwickeln.

Mal ehrlich, wie fühlst du dich? Wie geht es dir mit der Gewissheit, ein Baby zu bekommen? Woher weißt du es eigentlich? Warst du beim Arzt oder hast du vielleicht schon vorher mit der Seele deines Kindes Kontakt gehabt und weißt es daher?

Ich selbst hatte damals so ein Gefühl, dass ich wohl schwanger sein könnte. Sechs Wochen vorher waren wir gerade aus dem Ausland wieder nach Deutschland gekommen. Ich hatte damals klipp und klar gesagt: „Ich möchte erst schwanger werden, wenn wir uns wieder eingelebt haben."

Fakt war, dass es bereits eine Woche nach der Einreise so weit war. Ich traute dem aber nicht so ganz, weil mein Zyklus sich ja auch durch den Flug oder Stress hätte verschieben können. Mein Gefühl war jedoch eindeutig, nur mein Kopf sagte: „Dies ist ein ungünstiger Moment, wir haben noch nicht einmal eine feste Bleibe."

Ich ging zum Arzt, um mir bestätigen zu lassen, dass meine Periode nicht komme, weil ich mich erst auf das neue Klima einstellen müsse. Der Arzt versicherte mir aber, dass ich schwanger sei, und eh ich mich versah, hatte ich das erste Ultraschallbild meines Kindes in der Hand. Beim Verlassen der

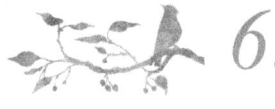

Praxis hörte ich deutliches Raunen in mir: „Von wegen, das hast du schließlich auch gewusst, aber wenn du auf dein Gefühl nicht hören willst, bitte."

Ich hatte sogar einen Schwangerschaftstest gemacht. Der aber stand auf der Waschmaschine, und vielleicht lag es an den Restvibrationen vom letzten Schleudergang, dass ich die Messskala nicht richtig ablas (was ich im Übrigen noch nie gut konnte, auch nicht, als ich noch im Krankenhaus arbeitete). Somit gab es wirklich „einleuchtende" Ursachen dafür, dass ich mich verlas und in einem eindeutig positiven ein vages negatives Ergebnis zu erkennen glaubte.

In den folgenden Monaten lernte ich wirklich, was es heißt, sich dieser höheren Ordnung und dem inneren Wissen anzuvertrauen – zu begreifen, dass ich mir wohl etwas wünschen konnte, aber dass der richtige Zeitpunkt dafür nicht mir obliegt. Im Nachhinein betrachtet muss ich sagen: Es war alles perfekt eingefädelt und genial. Ich bin überzeugt davon, dass der weibliche Körper genau weiß – im Sinne von einem Körperbewusstsein –, wann die Zeit für eine Empfängnis und Schwangerschaft optimal ist. Ich vermute, dass zu einem späteren Zeitpunkt eine Schwangerschaft mit meiner körperlichen Konstitution nicht mehr vorteilhaft gewesen wäre.

Soweit es möglich ist, sollte man es vermeiden, sich manipulierend einzumischen, sondern darauf vertrauen, dass alles seine Richtigkeit hat und sich zum Guten wendet.

Da wir, wie gesagt, gerade nach Deutschland zurückkamen, waren viele Fragen noch ungeklärt, und wir wollten uns erst wieder einleben, sortieren und etwas aufbauen. Du kannst dir vorstellen, wie ungelegen mir meine Schwangerschaft kam. In dem Ganzen lag aber auch eine Chance, denn es gab so viele

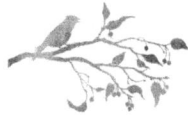

Fragen, die es zu beantworten galt. Gleich am nächsten Tag sprach ich das erste Mal mit meinem Baby im Bauch.

Es war ungefähr vier Wochen alt. Durch meine jahrelange Meditationserfahrung hatte ich es gelernt, wie ich mich am besten zur Ruhe bringen konnte, um meinem Inneren zu lauschen. Dass daraus einmal ein so weit reichender Dialog werden würde, der mir und anderen nützlich ist, konnte ich damals am Anfang nicht ahnen.

Langsam erfuhr ich, welch ein mächtiges, gesegnetes Gefühl es ist, ein Kind unter dem Herzen zu tragen. Die hormonelle Umstellung im weiblichen Körper ermöglicht es nicht nur, eine Schwangerschaft zu durchlaufen und die Geburt zu vollbringen, sondern auch, sich in dieser Zeit der weiblichen Spiritualität anzunähern und sie ins tägliche Leben mit einzubeziehen. Zu keiner Zeit sind wir dem Leben so bedingungslos nah wie in der Schwangerschaft. Die unendliche Kraft Gottes, Schöpferkraft, liebende Existenz, universelle Liebe, wie immer du es nennen willst, will sich durch dich ausdrücken, und automatisch wirst du zum Mitschöpfer. Ist das nicht eine großartige Selbstverständlichkeit dieser unendlichen, liebenden Kraft?

Chris Griscom, Mutter von sechs Kindern, beschreibt in ihrem Buch „Meergeboren" ihren Zustand folgendermaßen:

„Schwangerschaft wurde so für mich zum Kanal, durch den ich mit dem Leben in Verbindung trat. Ihre Kraft ist wie ein Bewusstsein, das alle Materie durchströmt, jedoch von keiner festen Form begrenzt ist. Sie waren an meine Gedanken, Gefühle, an alle Zustände meines Körpers angeschlossen. Welch unglaubliches Gefühl, nicht allein

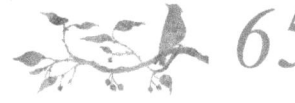

> *im eigenen Körper zu sein. Wie großartig, wie bewegend ist es, die kleine Stimme antworten zu hören, reagieren zu fühlen. Wie sollte ich nicht an eine höhere Wahrheit glauben, wenn ich die Bewegungen des Kindes in mir als Reaktion auf Musik, einen Film, auf Meditation spüren konnte!"*

Je mehr du dir gewahr wirst, dass du nicht mehr allein bist, desto intensiver fängst du an, dich dem Kind in dir zuzuwenden. Du wirst dir vielleicht überlegen:

- *Was bekommt mein Kind eigentlich alles mit?*
- *Ist es bereits in meine Gedanken und Gefühle involviert?*
- *Wenn ich mich seelisch nicht gut fühle, spürt das mein Kind?*
- *Was übertrage ich an Gedanken und Verhaltensmuster auf meinen Nachwuchs?*
- *Was übertragen andere sehr nahe stehende Personen, wie z.B der Vater, auf das Kind?*

Aus verschiedenen Therapieformen, beispielsweise Rebirthing (sich durch eine gezielte Atemtechnik noch einmal in den vorgeburtlichen Zustand bzw. die Geburt zurückversetzen können) und Kinesiologie (siehe Kapitel 1.10), wissen wir, wie aufnahmebereit und sensibel das Ungeborene bereits reagiert. Viele Blockierungen, die später im Leben zutage treten, haben ihren Ursprung in dieser pränatalen Zeit.

Christel kam zu mir, als sie vierzig Jahre alt war. Sie schilderte mir im Verlauf der Sitzung, dass sie sich in ihrem Leben als Versagerin fühlte; dass ihre Minderwertigkeitsgefühle sie davon

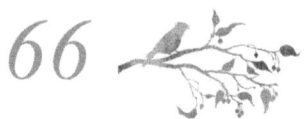

Leila Christiane Jäger – Anette Koestner

abhielten, erfolgreich zu sein. Immer hätte sie das Gefühl, andere wären besser als sie. Sie spürte eine große Leere, ja in gewisser Weise ein Verlassen- und Verlorensein. Sie hatte kein Vertrauen ins Leben. Trotz allem war sie eine positiv eingestellte Frau mit einer zuversichtlichen, fröhlichen Ausstrahlung. Gelegentlich fragte sie sich, wie es eigentlich möglich war, dass sozusagen zwei Seelen in ihrer Brust lebten. Es war so, wie einen Fuß auf dem Gaspedal zu haben und den anderen auf der Bremse!

Im Verlauf unserer gemeinsamen Arbeit fanden wir durch kinesiologische Methoden Folgendes heraus: Als ihre Mutter mit ihr ungefähr im dritten Monat schwanger war, machte sie die sehr verletzende Entdeckung, dass ihr Mann fremdging. Statt ihren Mann zur Rede zu stellen, um die Situation zu klären, quälte sie sich Woche für Woche mit ihrem geheimen Wissen herum. Wöchentlich konnte sie sehen, wie ihr Mann statt zu einem Geschäftsbesuch zu seiner Geliebten ging. Zu Hause spielte er dann den liebenden Ehemann. In Christels Mutter entstanden Gefühle von großer Enttäuschung, Angst vor dem Verlassenwerden, Hilflosigkeit und der Eindruck, von ihrem Mann abhängig zu sein.

Vor vierzig Jahren war es nicht üblich, dass sich eine Frau von ihrem Mann trennte, schon gar nicht, wenn sie schwanger war oder bereits Kinder da waren. Christels Mutter glaubte sich in einer ausweglosen Situation, aus der sie nicht ausbrechen konnte. Andererseits hatte sie aber auch nicht den Mut, das Problem zu thematisieren.

Sie trug also die Frucht ihrer gemeinsamen körperlichen Liebe aus, und der Partner war schon mit einem neuen Liebesobjekt

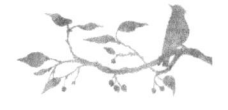
beschäftigt. All diese negativen Gefühle stauten sich in ihr und fanden keine Ausgang. Hinzu kam der Gedanke, dass das Kind ja ihre Verzweiflung mitbekam, so dass sie ständig ein schlechtes Gewissen gegenüber dem Ungeborenen hatte. Hatte sie sich doch eine friedliche und liebevolle Schwangerschaft gewünscht, in der sie die Anerkennung bekam, die wirklich jeder Schwangeren zusteht! Stattdessen fühlte sie sich ungeliebt und verraten.

Über vierzig Jahre trug nun Christel selbst diese Gefühle in sich und wusste nicht richtig, damit umzugehen. Sie hatte sie zu ihren eigenen gemacht, fand aber in ihrem Leben eigentlich keine äußeren Anlässe dafür. Nur durch die von der Mutter übertragenen Gefühle hatten sich bei Christel dann Verhaltensmuster gebildet, die prompt Erlebnisse des Nicht-geliebt-Werdens, Sich-verlassen-Fühlens bzw. Abhängigseins anzogen.

Durch unsere Arbeit lernte Christel klar erkennen, dass sie sich von diesem Erleben lösen konnte, um ihren ganz eigenen Weg zu gehen.

Ein weiteres Beispiel habe ich von meinem Kollegen Lothar gehört:

Er und seine schwangere Frau waren zur Geburtstagsparty seines besten Freundes eingeladen. Schon Stunden vorher fühlte sich Lothar nicht wohl, und nur um seiner Frau und seinem besten Freund einen Gefallen zu tun, ging er schließlich doch mit.

Auf der Feier wurde ihm dann plötzlich so schlecht, dass er ohnmächtig wurde. Seine schwangere Frau war in großer Sorge um ihn. Mit Blaulicht wurde er ins Krankenhaus gebracht.

Während der Fahrt und auch im Krankenhaus spürte sie, wie sich das Baby ständig bewegte und offensichtlich sehr unruhig war. Sie selbst stand natürlich ebenfalls unter Schock, denn sie hatte Angst, ihren Mann zu verlieren. Diese heftigen Emotionen übertrugen sich selbstverständlich auch auf das Kind.

Im Krankenhaus stellte man fest, dass alles weniger dramatisch war als angenommen. Bald darauf wurde Lothar entlassen.

Viele Jahre später stellte man bei ihrem Sohn fest, dass er stets eine extreme Unruhe entwickelte, wenn es Stress gab – sei es in der Schule oder mit Freunden oder im häuslichen Bereich. Lothar führte dann mit seinem Sohn eine kinesiologische Sitzung durch und stellte fest, dass der Ursprung dieser Unruhe in der Zeit der Schwangerschaft lag.

Nach dieser Erkenntnis konnte der Sohn wesentlich besser mit Stress umgehen.

Du wirst dich nun vielleicht voller Sorge fragen, was du tun sollst, um deinem Baby solche Erfahrungen zu ersparen. Du machst einen Fehler, oder es kann in deinem Umfeld irgendetwas passieren, was unvorhersehbar ist und deinen Frieden stört. Ich darf dir versichern, es ist absolut in Ordnung, Fehler zu machen, denn aus diesen lernen wir, mit uns und anderen umzugehen. Niemand muss perfekt sein.

Gerade in der Schwangerschaft und insbesondere zu Beginn wirst du entdecken, mit welchen Stimmungsschwankungen und ungewohnten Gefühlen du zu tun hast. Wenn du diesen Zuständen mit humorvoller Intelligenz begegnest, entwaffnest du sie, und dein Baby lernt dann quasi gleichzeitig, damit umzugehen. Beschimpfe dich bitte niemals selbst, wenn etwas misslingt – allein die Absicht und das Bewusstsein für ein ande-

res Verhalten wiegen alles auf. Je mehr du über dich und andere liebevoll lachen kannst, desto entspannter bist du und ist dein Kind.

Solltest du doch einmal unruhig sein oder negative Situationen erleben, dann kannst du auf die Meditationstechniken, die in diesem Buch beschrieben sind, zurückgreifen. Du kannst zum Beispiel mit einer Atemmeditation zur inneren Ruhe kommen, mit Temporal Tapping deine positiven Affirmationen festigen oder mit autogenem Training deinen Körper entspannen.

2.4 *Ruhe & Gelassenheit*

Gott sei Dank macht die Hormonumstellung, die du jetzt zu bewältigen hast, dich oft müde. Warum Gott sei Dank? Du brauchst diese Ruhe nicht nur körperlich, sondern auch seelisch. Schwangerschaft könnte uns irrtümlicherweise denken lassen, dass es sich um einen rein körperlichen Vorgang handelt, der ja von Monat zu Monat stärker sichtbar wird. Die seelische Einstellung und Umstellung ist aber in jeder Hinsicht genauso zu berücksichtigen. Sie soll der spätere Nährboden sein, der dir die Kraft verleiht, ein Kind großzuziehen.

Wenn dein Kind erst einmal da ist, wirst du rund um die Uhr im Einsatz sein, dann gibt es nur noch wenige Verschnaufpausen für dich. Ich rate dir deshalb, jede Möglichkeit für einen Rückzug zum Schlafen, Ausruhen und Fürdichsein gerade jetzt zu nutzen. Nach der Schwangerschaft wird sich dein bisheriges Leben komplett verändern, und es kostet nicht wenig Kraft, sich darauf einzustellen und für das Neugeborene dauernd präsent zu sein.

Von Woche zu Woche kannst du spüren, dass du sensibler wirst. Du wirst Gefühlsausbrüche und -schwankungen, Zweifel und Irritationen auf seelischer Ebene haben. Und dann ganz plötzlich ist der Himmel wieder voller Geigen, und du wunderst dich, ob du das überhaupt warst, die da gerade so wütend war oder den Tränen freien Lauf gelassen hat. Alles halb so wild, deine Hormone sortieren sich halt neu, und das ergibt für eine Weile ein Gefühlschaos.

Ich habe dir zwei Übungen ausgesucht, die aus dem Zhineng Qigong (siehe Kapitel 1.7) von Dr. Pang Ming kommen und die helfen, besser mit der Hormonumstellung zurechtzukommen:

1. La-Qi-Übung

2. Qi für die Hormondrüsen

1. La-Qi-Übung

Die erste Übung, die ich vorstelle, nennt sich La Qi. Sie dient dazu, Qi zwischen den Händen zu entwickeln und zu vermehren, um es dann an Körperzonen zu leiten, die es gerade besonders benötigen. Es ist einerseits eine Anfängerübung, da sie wirklich jeder praktizieren kann, andererseits ist sie sehr effektiv.

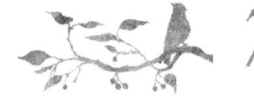

Meditation

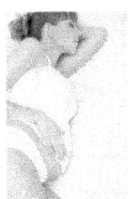

Du sitzt bequem und trotzdem mit geradem Rücken auf einen Stuhl oder noch besser auf einem Hocker, der keine Lehnen hat. Das ermöglicht dir eine größere Armfreiheit.

Die Füße stehen flächig auf dem Boden, in Gedanken verwurzelst du dich mit deinen Füßen tief in der Erde. Nach einiger Zeit wirst du spüren, dass deine Füße warm sind.

Bauch und Oberkörper sind locker entspannt; eventuell den Hosenbund lockern, damit die Energie frei fließen kann. Einige Male tief in den Bauch atmen.

Beide Hände befinden sich nun parallel zueinander vor deinem Bauch, das heißt, die Handinnenflächen schauen sich an, berühren sich aber nicht, sondern sind 5 bis 10 Zentimeter voneinander entfernt.

Versuche nun, die Wärme in deiner linken Handinnenfläche wahrzunehmen, dann in der rechten. Während der ganzen Übung sollten die Handflächen immer energetisch im Kontakt bleiben.

Beginne jetzt in einem sehr langsamen, aber immer noch entspannenden Rhythmus, deine Hände auseinanderzuziehen und sie wieder nahe zusammenzubringen, ohne dass sie sich berühren!

Wichtig: Gehe mit den Händen nicht über deine Körperumrisse hinaus!

Vollführe diese Bewegung viele Male, mit der Zeit wirst du mehr Wärme, Kribbeln und interessanterweise auch einen leichten Widerstand spüren. Diesen Widerstand nennen wir Qi – die Lebensenergie.

Du erschaffst mit den Händen eine Art Qi-Ball, der sich zwischen deinen Handinnenflächen befindet, und der immer größer und intensiver wird, je länger du deine Hände bewegst. Tatsächlich kannst du den Eindruck haben, dass du etwas zwischen den Händen hältst. Du siehst es nicht, spürst es aber!

(Tipp: Zumeist merkt man intuitiv, wann der richtige Zeitpunkt gekommen ist, oder wann das Qi „reif" ist, um es in andere Körperbereiche zu senden, damit es dort seine wohltuende Wirkung entfalten kann.) Es geht weiter ...

Wenn du das Qi spürst, dann bringe diese Energie in einem Abstand von ca. 5 bis 15 Zentimeter vor dem Körper zum jeweiligen Bereich, zum Beispiel zu deinem Herzen. Die gleichen Bewegungen, die du gemacht hast, um Qi zu entwickelt, sind es auch, die das Qi in den Körper einbringen. Der Körper selbst wird dabei gar nicht berührt! Lasse dich stattdessen vom Chi berühren.

Zumeist entsteht dann ein Wärmegefühl an dieser Stelle, oder auch ein Gefühl wie warme oder kühle Watte. Eventuell hast du den Eindruck, dass das Qi tief in dich hineinströmt, genieße es! Irgendwann wird es weniger, dann kannst du wieder die Hände vor den Bauch führen und solange Qi in der bekannten Weise entwickeln, bis die nächste „Portion" fertig ist, um sie an die Problemstelle zu bringen.

Es gibt keine zeitlichen Begrenzungen. Du kannst die Übung viele Stunden täglich praktizieren und dabei spüren, wie sich dein Körper mit Qi auffüllt. Bleibe dabei immer entspannt,

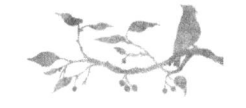

denn je entspannter du bist, desto mehr Qi wirst du entwickeln. Und lockere Arme und Hände sind ein Garant dafür!

2. Qi für die Hormondrüsen

Was liegt näher, als Qi, unsere Lebensenergie, in unsere Drüsen zu schicken, um diese zu aktivieren oder aber auch zu beruhigen. Dazu ist es notwendig zu wissen, dass Qi immer so wirkt, wie es gerade gebraucht wird. Mit anderen Worten, wir haben es mit einer intelligenten Energie zu tun, die für uns die Steuerung der Hormone übernimmt.

Das Prinzip ist identisch mit der ersten Übung: Das Qi wird zwischen unseren Händen vermehrt und dann unseren Drüsen zur Verfügung gestellt, um sie mit einer Extraportion Qi zu versorgen.

Meditation

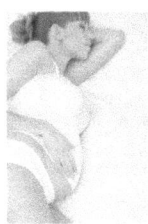

(Beginn: siehe vorherige Übung 1)

Wenn du spürst, dass sich genug Qi zwischen deinen Händen befindet, fange an, es in folgender Reihenfolge einzubringen:

1. Zirbeldrüse in der Mitte des Kopfes,

2. Hypophyse in der Mitte unseres Gehirns, als die oberste Zentrale unseres Hormonsystems,

3. *Schilddrüse vorne am Hals,*

4. *Thymusdrüse unterhalb des Schlüsselbeins,*

5. *Nebennieren am Rücken in Höhe der Nieren,*

6. *Bauchspeicheldrüse in der Magengegend,*

7. *Gebärmutter und Eileiter, für Männer die Hoden und Prostata.*

Stelle dir dabei vor, wie weißes oder goldenes Licht in alle Drüsen fließt und sich dort ausbreitet. Sei ganz entspannt und fühle, wie du obendrein dieses wunderbare Licht einatmest.

(Tipp: Selbstverständlich kannst du auf jeder Drüse so lange verweilen, wie es sich gut anfühlt. Ein kleiner Richtwert könnte sein, dass jede Drüse 36 Mal Qi bekommt, indem du deine Hände wie einen Fächer bewegst. Anfangs wirst du vielleicht etwas Ausdauer und Training brauchen. Wenn du spürst, dass 36 Mal zu viel ist, schlage ich vor, nur halb so viel Qi zu versenden – also 18 Mal.)

Wenn du mit der letzten Drüse fertig bist, stelle dir zum Schluss vor, wie du alle Drüsen durch das Licht von oben nach unten miteinander verbindest.

Warum ich dem Kapitel Ruhe und Gelassenheit so viel Gewicht zuschreibe, hat natürlich einen tieferen Grund.

Zunächst aber möchte ich dir einfach gut zusprechen: Gib dir selbst die Erlaubnis, so zu sein, wie du zurzeit empfindest. Wenn du dich dagegen wehrst, weil du meinst, dieses Verhalten sei unpassend oder andere Personen könnten schlecht über dich denken, dann blockierst du deine eigenen Energien, die

aber für die seelische und körperliche Gesundheit von Mutter und Kind unerlässlich sind. Hab bitte genug Selbstvertrauen! Menschen, die dich in dieser Zeit nicht verstehen, solltest du aus dem Weg gehen. Diese Zeit gehört dir! Sie ist unwiederbringlich und in jeder Beziehung einzigartig.

Mutterschaft wird in unserer Gesellschaft meist nicht besonders hoch bewertet, deswegen ist es umso wichtiger, dass du dich mit einem gestärkten Selbstbewusstsein ausstattest. Im Übrigen kommt es dir später, wenn das Baby da ist, nur zugute.

Bevor ich dir aber nun erzähle, warum aus meiner Sicht die Ruhe so wichtig ist, möchte ich noch auf etwas anderes hinweisen: Deine Schwangerschaft wird in deiner Familie und im Freundeskreis großes Interesse auslösen, besonders, wenn es deine erste ist. So soll es natürlich auch sein, schließlich passiert ja gerade ein Wunder. Oft werden dann alle möglichen Geschichten (leider auch weniger angenehme) hervorgeholt und zum Besten gegeben. Jeder hat die grandiosesten Ideen und Ratschläge, die man an dich weitergibt.

Es gibt sogar Leute, die tatsächlich auch noch böse werden, wenn man selbige dann nicht befolgt.

Sei bitte über all das erhaben und ziehe dir gegebenenfalls nur das heraus, was sich hundertprozentig gut anfühlt, den Rest „entsorgen" – bitte auf der Stelle.

Mit Entsorgen meine ich: Du lässt es gar nicht an dich heran. Ein guter Trick dafür ist, die Zungenspitze hinter die Vorderzähne an den Gaumen zu legen. Dieser Tipp kommt aus der Kinesiologie und verbindet deine zwei Hauptmeridiane miteinander. Das bildet dann so etwas wie eine Schutzhülle um dich herum, und negative Schwingungen und Aussagen kommen nicht mehr an dich heran.

Es ist ganz wichtig, dass du deiner inneren Stimme und deinem Gefühl vertraust. Und somit bin ich jetzt bei meinem Thema: Wenn du mit deinem Baby in Kontakt treten willst, brauchst du Ruhe, seelisches Wohlbefinden und die Gewissheit, dass dein Umfeld dich unterstützt.

Die Bilder oder die kleine Stimme, die du hören wirst, wenn du mit diesem Buch gewissenhaft arbeitest, ist so zart, dass es von sehr großem Vorteil ist, wenn du dich immer wieder um Ausgeglichenheit bemühst. Vielleicht hast du ja schon Meditationserfahrungen gemacht oder kennst andere Entspannungsübungen, wie zum Beispiel das autogene Training (siehe Kapitel 1.9). Dann weißt du, welch segnenden Einfluss solche Übungen auf unseren Alltag haben. Mein Eindruck ist, dass ich, nachdem Meditation ein fester Bestandteil meines Lebens geworden ist, Stress oder lebensbedingte Talfahrten einfach besser abpuffern kann. Ich lasse automatisch viele Dinge nicht mehr so nah an mich heran, bzw. vieles hat an Wichtigkeit und Brisanz verloren.

Unwesentliches trennt sich wie von selbst vom Wesentlichen, dadurch relativiert sich vieles. Offen gestanden möchte ich diese Art der Gelassenheit in meinem Leben nicht mehr missen. Sie vereinfacht das Leben ungemein, weil man in vielen Situationen zielgerichteter wird. Auch später, wenn dein Kind krank ist, oder in der Trotzphase bzw. Pubertät, ist es von großem Nutzen, wenn du in der Lage bist, dich kurz zurückzuziehen und dadurch Kraft zu tanken.

Eine Meditation dazu stelle ich dir jetzt vor. Die folgende Übung ist im Übrigen eine wichtige Grundmeditation, die im Weiteren immer wieder auftauchen wird.

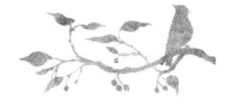
Vier Schritte, um in eine tiefe
Entspannung zu kommen

Meditation

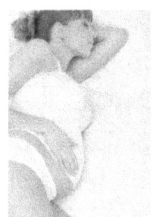

Konzentriere dich nun auf deine Atmung, und
beobachte, wie es durch dich atmet.

1. Atemzug: *Du beobachtest, wie die Luft durch deine*
Nase langsam in dich hineinströmt. Beim
Ausatmen spürst du, wie die Luft genauso
langsam wieder aus dir herausfließt.

2. Atemzug: *Du fühlst in dich hinein und spürst, wie*
dein Herz schlägt, eventuell fühlst du auch
deinen Puls. Langsam wieder ausatmen.

3. Atemzug: *Jetzt spürst du bewusst, wie sich beim*
Einatmen und Ausatmen der Brustkorb und
die Bauchdecke heben und senken.

4. Atemzug: *Beim Einatmen erfühlst du nochmals*
deinen Körper: Beine, Arme, Schultern,
Kopf, Brust und Bauchraum. Während du
ausatmest, sagst du dir: Ich bin
vollkommen hier im gegenwärtigen
Moment anwesend.

Diese vier Atemzüge solltest du generell immer dann machen, wenn du dich zur Entspannung niederlässt. Die Aufgabe ist wirklich einfach, und nach einiger Übung und Eingewöhnungszeit wirst du sehr schnell spüren, wie du innerhalb von 4 Minuten in einen tiefen Entspannungszustand gleiten kannst.

Wenn du diese Übung machst, kann es zu Anfang sein, dass dich eine Gedankenflut zu überrollen droht. Das alles ist in Ordnung. Wehre dich bitte nicht dagegen. Gehe ganz unbeeindruckt wieder zu deinem Atem zurück und beobachte weiter. Die ganze Zeit über, in der du allein bist, soll nichts weiter passieren, als dass du dir deiner selbst und des Kindes bewusst wirst. Je lockerer und unverkrampfter du bist, ohne mit der Absicht, ein Resultat zu erzielen, desto entspannter wirst du sein. Mehr und mehr kannst du in deine Innenwelt eintauchen.

Diese Übung ist (wie bereits gesagt) quasi die Vorstufe zu den nächsten Kapiteln, in denen wir dann gezielter mit dem Kind in Kontakt treten werden. Allein dieses kleine Training, das zur Ruhe führt, ist für Mutter und Kind hilfreich, denn es macht dich mit der Zeit immun gegen Stress. Außerdem macht es, finde ich, auch noch viel Spaß, da du den ausgleichenden und verjüngenden Effekt spüren wirst.

Ich wünsche dir schon mal viel Freude dabei! Sollte es am Anfang noch nicht so gelingen, bitte nicht den Mut verlieren, je weniger du die Übung bewertest oder den Wunsch hast, es unbedingt gut und perfekt machen zu wollen, desto schneller und wirksamer kannst du entspannen. Lass einfach los, den Rest regelt die dir innewohnende Quelle schon von selbst.

Affirmation:

„Ich bin ruhig und gelassen. Ich lasse nur Dinge an mich heran, die sich für mich sehr gut anfühlen."

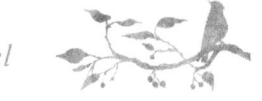
2.5 *Kontakt zum Ungeborenen*

Es geht endlich los! Wir stellen nun den Kontakt zum Ungeborenen her.

Eigentlich konnte ich es gar nicht richtig fassen, als ich das erste Mal die Stimme meiner Tochter wahrgenommen habe. Es passierte so unvermittelt, dass ich für einen allerdings sehr kurzen Moment dachte, ich hätte mich verhört.

Folgendes war passiert: Ich hatte mich hingelegt, um mich ein wenig auszuruhen, war ganz locker und guter Dinge, und da ich nicht schlafen konnte, versenkte ich mich tief, um abzuspannen und neue Kraft zu tanken. Während ich so ruhig dalag, kam mir der Gedanke, mein winziges Kind zu fragen: „Hallo, wie geht's dir eigentlich so bei mir da drinnen?"

Sehr klar und deutlich kam die Antwort: „Hallo, Mama, ich freue mich, bei dir zu sein, und ich möchte im Laufe unserer gemeinsamen Zeit noch ganz oft mitsprechen. Im Übrigen geht es mir gut, ich entwickle mich ganz normal."

Ein klares Kinderstimmchen hatte soeben mit mir gesprochen! Oder war ich das? Hatte ich mir alles nur eingebildet? Ich war plötzlich wieder hellwach im Hier und Jetzt! Ich hatte zwar so etwas Ähnliches wie ein Gespräch mit meinem Kind erhofft, aber als es dann tatsächlich passierte – meine Güte! –, da war es fast ein bisschen viel für mich.

„So ist das also, so kann es wirklich passieren", waren meine Gedanken, als ich mich einigermaßen beruhigt hatte. Wenn es mir wahrhaftig möglich und vergönnt war, mit meinem Kind schon jetzt zu sprechen, wie viele Möglichkeiten hatte ich dann, etwas von ihm zu erfahren? Wir könnten unser Leben viel gezielter darauf einrichten, gemeinsam abstimmen, und es uns miteinander gut gehen lassen. Ich spürte den starken Drang, mich sofort wieder in meine Entspannung zu begeben, um meinen Wissensdurst zu stillen. Was glaubst du, warum war es mir so einfach möglich, den Kontakt herzustellen? Weil ich überhaupt keine Erwartungen hatte!

Es passierte in einem Moment, in dem ich eigentlich nur entspannen wollte. Es stand keine Absicht dahinter, unbedingt jetzt mit dem Baby zu sprechen. Diese Absichtslosigkeit hat es mir so leicht gemacht, mich auf eine innere gemeinsame Ebene begeben zu können.

Später erlebte ich dieses Phänomen sehr oft, wenn werdende Väter ihre Frauen in die Einzelarbeit begleiteten. Sie betonten, dass sie nur ihrer Frau zuliebe mitkämen, der Methode aber eher skeptisch gegenüberstehen würden. Wohl von der Neugierde getragen, haben sie dann doch mitgemacht und waren über alle Maßen erstaunt, wenn sie ihr Baby so deutlich vor ihrem geistigen Auge gesehen haben oder eine Information bekamen. Nicht selten saßen dann diese zunächst so skeptischen Männer mit Tränen in den Augen da, fassungslos darüber, was ihnen gerade passiert war.

Merle und Walter kamen pünktlich zu unserer gemeinsamen Sitzung. Während es für Merle völlig klar war, dass man mit dem Baby schon lange vor der Geburt im Kontakt sein kann, fand Walter den Gedanken eher befremdend. Merle war im fünften Monat schwanger, ein Wunschkind, wie mir beide versicherten. Für Walter war es in Ordnung die Meditation mitzumachen, er versprach sich jedoch nichts davon, zumal er von sich meinte,

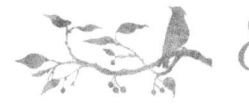

> *eher „Elefant im Porzellanladen" zu sein. Mit anderen Worten:*
> *Sensitivität war ihm fremd, so was hätten wohl auch eher*
> *Frauen.*
>
> *Nach der geführten Meditation wischte sich Walter eher*
> *unbeholfen eine Träne weg. „Kann es denn sein? Das glaube ich*
> *einfach nicht, ich habe ein so klares Bild von unserem Kind*
> *gehabt, es war so liebevoll, so berührend – einfach nur schön. Zu*
> *dem Bild gesellte sich ein tiefes Gefühl von Liebe und Freude.*
> *Kann es denn sein?"*
>
> *Ja, das hat er an diesem Nachmittag noch öfters gefragt, sich*
> *selbst, Merle und mich! Und ich konnte es nur bestätigen. Ja, das*
> *kann sein!*

Mir wurde sehr schnell klar, dass ich mir etwas ausdenken musste, um weiterhin einen so leichten Zugang zu der inneren Ebene zu erhalten.

Glücklicherweise arbeitete ich schon längere Zeit in meinen Entspannungs- und Meditationsgruppen mit bestimmten Farben, um unter anderem die zwei Gehirnhälften so auszugleichen, das sie in Balance kommen, also synchronisiert sind. Erwiesenermaßen nutzen wir die linke Hälfte mehr, diese Seite ist für das logische Denken zuständig. Wollen wir aber entspannen, brauchen wir die rechte Gehirnhälfte. Diese Seite beherbergt die Intuition, und gerade die wollen wir ja nutzen, wenn wir unser Bewusstsein erweitern möchten. Bevor du nun das erste Mal Kontakt aufnimmst, solltest du dich an die Wirkung der Farben VIOLETT, SILBERWEIß, ROSA, BLAU und GRÜN erinnern (siehe Kapitel 1.3).

Solltest du die Entspannungsübung gemeinsam mit deinem Partner machen, so ist es sehr schön, wenn er neben dir liegt und zu einem späteren Zeitpunkt deinen Bauch berühren darf.

Bitte mache es dir bequem, es geht gleich los! Eine Kleinigkeit fällt mir aber noch ein: Du machst heute das allererste Mal diese Meditationsübung, um mit deinem geliebten Kind in Kontakt zu treten und umgekehrt. Bitte habe einfach keine Erwartungen, denn es ist noch kein Meister vom Himmel gefallen! Je mehr Spaß du daran hast, desto lockerer wirst du mit der Zeit sein. Und noch etwas ... ganz wichtig!

> **Achte immer auf die erste Wahrnehmung, auf das, was zuerst kommt.**

Den Grund dafür werde ich zu einem späteren Zeitpunkt erklären. So, nun aber drücke ich dir und deinem Kind die Daumen für eine wunderschöne erste Begegnung!

Farbmeditation: Der Kontakt zum Ungeborenen

Meditation

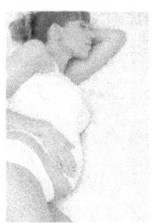

Du liegst ganz entspannt, bequem und sicher auf deiner Unterlage, entweder auf dem Rücken oder in der Seitenlage, je nachdem, wie groß dein Bauch schon ist und wie es am bequemsten ist.

Schließe jetzt deine Augen.

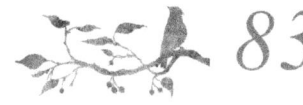

Führe nun die Atemübung „Vier Schritte, um in eine tiefe Entspannung zu kommen" durch (siehe Kap. 2.4)

Atme einige Male tief in den Bauch ein, und beim Ausatmen achte darauf, auch die Restluft auszuatmen.

Stell dir vor, wie jetzt VIOLETTES Licht von deinem Kopf in deinen ganzen Körper fließt und ihn ausfüllt.

Dein Brustkorb ... deine Arme und Hände ... dein Schulter-Nacken-Bereich ... dein Bauch und dein Becken ... dein Gesäß ... deine Beine und Füße ...

Alles ist mit der Farbe VIOLETT ausgefüllt.

Belastende Gedanken, Sorgen, Schmerzen und Verspannungen kannst du in diese Farbe abgeben, einfach in das VIOLETT fließen lassen.

Wenn du alles dort hineingetan hast, was in Wirklichkeit nicht zu deinem Kern gehört, dann entlässt du das Violett durch deine Zehenspitzen, es fließt in die Erde hinein.

Nun strömt durch deinen Scheitel SILBERWEIß und füllt deinen Körper aus.

So wie du es mit dem Violett gemacht hast, machst du es jetzt mit SILBERWEIß.

Fülle deine Gliedmaßen, Organe, eben deinen ganzen Körper mit SILBERWEIß, bade dich ganz und gar in dieser Farbe.

Das SILBERWEIß behältst du im Körper, es bleibt bei dir. Stell dir vor, welch strahlende Erscheinung du bist.

Geh in deiner Vorstellung nun in deine linke Gehirnhälfte und fülle sie mit der Farbe ROSA aus ...

Nach einer Weile lässt du Rosa verschwinden und ersetzt es durch BLAU.

Wieder nach einer Weile lässt du Blau verschwinden und ersetzt es durch VIOLETT.

Leila Christiane Jäger – Anette Koestner

Die letzte Farbe, also VIOLETT, bleibt in der linken Gehirnhälfte.

In deiner Vorstellung wanderst du jetzt zu deiner rechten Gehirnhälfte und füllst sie zuerst mit GRÜN, nach einer Weile ersetzt du es durch BLAU, und wieder nach einer Zeit ersetzt du Blau durch VIOLETT.

Beide Hirnhälften sind jetzt VIOLETT.

Lasse die Farbe ein wenig kreisen. Wichtig ist, dass du dich dabei sehr wohl fühlst!

Du bist jetzt sehr entspannt und gelöst ...

Lege deine Hände auf deinen Bauch, eventuell legt auch dein Partner seine Hände dorthin. Deine Achtsamkeit wandert zu deinem Kind.

Spüre einfach, wie sich dein Kind anfühlt, da drinnen in dem dunklen, warmen Raum, den du bereitgestellt hast.

Teile deinem Baby nun über deine Gedanken mit, dass du gern mit ihm regelmäßig auf dieser Ebene im Kontakt sein möchtest, dass du dich darauf freust.

Du kannst es bitten, dir ein Bild von ihm zu schicken oder auf andere Art mit dir in Verbindung zu treten.

ACHTE JETZT AUF DEINE ERSTE WAHRNEHMUNG!

Nach einer angemessenen Zeit konzentrierst du dich noch einmal auf deinen Bauch und auf dein Kind. Begrüße es und sage: „Hallo". Du kannst ihm etwas Liebes sagen und dann verabschiedest du dich für heute.

Bleibe noch einen kleinen Moment in der Stille, atme dann tief ein und aus, bewege die Zehen, balle die Hände zu Fäusten, räkel und streck dich, lass wieder los und öffne ganz langsam deine Augen.

Du bist jetzt hellwach und ausgeruht. Du befindest dich wieder in deinem Tagesbewusstsein.

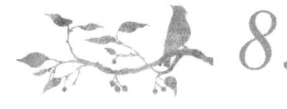

Ich hoffe, du hattest ein wunderschönes Erlebnis! – und konntest den Kontakt zu deinem Kind wahrnehmen. Bei dieser Art, mit dem Kind Kontakt aufzunehmen, sind die Wahrnehmungen natürlich bei jedem anders. Sie können folgendermaßen aussehen:

1. *Du hörst und spürst eine Stimme in dir. In dem Moment bist du also hellhörig. In deiner Kommunikation mit Personen findet der Austausch normalerweise statt, indem du von außen nach innen hörst, oder du gibst ab, von innen nach außen. Bei unserem Kontakt mit dem Ungeborenen jedoch bleibt die Wahrnehmung innen, du hörst also gleichsam von innen nach innen.*

2. *Es kann auch sein, dass du nichts hörst, sondern etwas fühlst, also hellfühlend bist. Das sind Gefühle, die du im Tagesbewusstsein nicht hast, und sie zeichnen sich dadurch aus, dass sie sehr prägnant, klar und eindeutig sind.*

3. *Du bekommst Bilder, bist in dem Moment also hellsehend. Auch hier ist es so, dass diese Bilder sehr scharf sind, eindeutig und klar. Manchmal sogar mit Farben, die wesentlich brillanter sind, als wir sie in unserer Realität vorfinden.*

Alle drei Wahrnehmungen haben ganz bestimmte Merkmale, die du in dieser Form fast nur in der oben beschriebenen Entspannungsübung findest (es sei denn, du bist immer so entspannt).

Es handelt sich also entweder um Sprache, Bilder oder Gefühle, die sehr plötzlich auftreten, sehr klar sind und oft

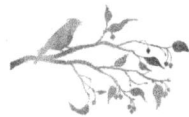
einen gänzlich unerwarteten Inhalt aufweisen. Das ist der Grund, warum ich vor der Durchführung der Übung darauf hingewiesen habe, dass du auf deine erste Wahrnehmung achten sollst. Denn dies ist in den allermeisten Fällen die wahre Botschaft, danach haben sich oft schon andere Gedanken eingeschlichen, die du mit deiner logischen, linken Gehirnhälfte produziert hast. Wenn du dann deinem Verstand zu viel Gewicht einräumst, hat deine rechte Hälfte keine Chance mehr, zu dir durchzudringen.

Im Übrigen ist es durchaus möglich, dass du auch gemischte Versionen bekommst. Das heißt, es passiert natürlich, dass du zum Beispiel etwas hörst und gleichzeitig ein Gefühl oder ein Bild bekommst. Es gibt viele Möglichkeiten, wichtig ist, dass du dich dafür öffnest und die Bereitschaft hast, Neues zu erfahren.

Früher sagte man, jemand hat den siebten Sinn. Ganz besonders wurde dieser Sinn den Frauen zugeschrieben. In gewisser Weise stimmte das auch, einfach weil bei uns im Gehirn die kleine Brücke (Corpus callosum) zwischen den beiden Gehirnhälften besser ausgebildet ist als bei den Männern. Das Corpus callosum, bestehend aus vielen, vielen Nervenfasern ist im Gehirn der Frauen noch dichter als bei den Männern verwoben. Dadurch fällt es Frauen oft leichter, eine ganzheitliche Betrachtung anzustellen.

Mir liegt es sehr am Herzen, zu betonen, dass nicht nur Schwangere besonders empfänglich sind, sondern wir alle ständig eine Verbindung zu unserer Intuition haben, die man aber selbstverständlich noch mehr trainieren kann, um aus dieser unerschöpflichen Weisheit stets und ständig zu schöpfen. Ich

bin sicher, es ist dir schon passiert, dass sich dieses kleine, oft zarte Stimmchen bei dir gemeldet hat, doch du hast es einfach überhört und später vielleicht Nachteile gehabt oder sogar Schaden davon getragen. Eine kleine Story von mir mag dies veranschaulichen.

Mitte der 1980er Jahre war das Börsengeschäft eine Zeit lang ziemlich instabil. Ich hatte einiges investiert, und die Kurse rutschten massiv runter. Ich erinnere mich, dass ich in der Sauna saß und mich fragte, was ich in dieser angeschlagenen Situation tun sollte. Wie aus der Pistole geschossen hörte ich eine Stimme in mir sagen: Verkaufen!

Ich war unsicher, weil mir Bankangestellte von mehreren Banken entweder selbst etwas unsicher entgegentraten oder mir sagten, ich solle abwarten. Ich habe abgewartet und dabei 30.000 € verloren. Nun, das kann man sich vielleicht noch leisten, wenn man im Geld schwimmt, für mich war es allerdings ganz schön bitter.

Fazit der Geschichte: Hätte ich auf meine innere Stimme gehört und nicht auf die guten Ratschläge anderer, wäre ich heute reicher. Aber ich muss zugeben, auf die Art habe ich schneller gelernt.

Affirmation:

„Ich vertraue darauf, dass sich der Kontakt zu meinem Kind jetzt einstellt.“

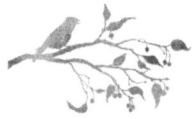
Leila Christiane Jäger – Anette Koestner

2.6 *Über meinen schwangeren Körper mehr erfahren*

Auf den nächsten Seiten wollen wir uns verstärkt deinem Körper widmen. Ich hoffe, du hast dir durch die vorhergehende Übung schon eine Vorstellung gemacht, wie es möglich ist, mit deinem Kind Verbindung aufzunehmen.

Wenn dies also möglich ist, liegt der Gedanke nahe, dass du auch mit deinem Körper kommunizieren kannst.

Habe ich dir schon erzählt, dass ungefähr drei Daumenbreit unter deinem Bauchnabel 72.000 feinstoffliche Nervenendpunkte zusammenlaufen?! Ist das nicht phantastisch?

Ich habe diese Angabe vor vielen Jahren in einem Buch für Schwangere gefunden, und natürlich hat es mich über alle Maßen beeindruckt. Im chinesischen Tai Chi und in der Qigong-Lehre (siehe Kapitel 1.7) ist diese Körperregion, die das „Dantien" genannt wird, die wichtigste überhaupt. Es ist sozusagen das Zentrum des Menschen, aus dem heraus wir agieren sollten, wenn wir in unserer Mitte sind, und gleichfalls ist es das Hauptanliegen chinesischer Lehren, eben durch diesen Körperbereich wieder in unser Zentrum zu kommen, falls wir aus der Balance geraten sind. Was heißt „unser Zentrum"? Ich meine damit, dass wir in unserer Mitte ruhen und erkennen, dass unsere Kraftquelle in uns selbst liegt. Ein deutsches Sprichwort sagt:

In der Ruhe liegt die Kraft!

Wenn in einer Region wie dem Dantien so viele Nervenendpunkte zusammenlaufen, wird auch klar, warum schwangere
Frauen so sensitiv und sensibel sind und oft auch so reagieren.
Je mehr sich während der Schwangerschaft der Bauch nach
vorne wölbt, desto mehr liegen diese Nervenendpunkte frei
und nehmen quasi Kontakt zur Außen- und Umwelt auf. Generell lässt sich sagen, dass Schwangere sehr feinfühlend sind,
warum sollten wir diesen Zustand nicht nutzen? Nicht nur, um
mit dem Baby zu sprechen, sondern genauso, um unseren Körper zu befragen, was er wirklich braucht und wie wir ihn unterstützen können.

Wenn du dich erst einmal daran gewöhnt hast, deine sen-
siblen Kräfte mit einzubeziehen, bist du auch später, wenn du
nicht mehr schwanger bist, dazu fähig – und kannst auch dann
großen Nutzen daraus ziehen. Es ist eine Art Mentaltraining, so
wie es eben auch Trainings für die Muskeln gibt. Schwangerschaft bietet dir einen besonders leichten Einstieg in deine inneren Welten. Das neue Leben in dir kann nur optimal gedeihen, wenn dein Körper mit allem Wichtigen versorgt ist und er
sich wohlfühlt. Dass du nicht für zwei essen brauchst, wirst du
längst wissen, obwohl du natürlich manchmal sicher auch Ver-
langen nach sehr großen Portionen haben wirst. Es sind also
die Inhaltsstoffe, auf die es ankommt, und die sollten natürlich
vom Allerfeinsten und Gesündesten sein. Wie angenehm ist es,
wenn du jetzt auch noch deinen Körper befragen kannst!

Wie wäre es also, wenn du dein Blut fragst, ob es ausreichend Nährstoffe für deinen schwangeren Körper und für dein
Baby hat. Vielleicht brauchst du irgendeinen Stoff wie Vitami-
ne, Mineralien, Spurenelemente und kannst es über diese Methode abfragen. Wenn du geschickt fragst, kannst du dann

Leila Christiane Jäger – Anette Koestner

gleich erfahren, in welcher Form du diesen Stoff zu dir nehmen solltest. Beispiel: Dir wird in der Entspannung klar, dass du zu wenig Kalzium zu dir nimmst, also fragst du gleich noch hinterher, in welcher Form es am besten für dich ist – als Tabletten, Milchprodukte (Vorsicht, Allergien!) oder eventuell als Sesammus.

Natürlich ist es auch schon passiert, dass Schwangeren über die Intuition gesagt wurde, was sie unbedingt unterlassen sollten. Ich zum Beispiel hatte im letzten Drittel meiner Schwangerschaft eine Vorliebe, besser gesagt eine Besessenheit für Käsekuchen entwickelt. Doch jedes unnötige Kilo zu viel macht das Bewegen beschwerlich und kann Probleme mit sich bringen. Außerdem ist es gar nicht so einfach, nach der Stillzeit wieder abzunehmen. Mein inneres Wissen äußerte sich also dahingehend, ob ich nicht auf den Kuchen verzichten könne. War gar nicht einfach, aber nach drei Tagen hatte ich es geschafft!

Ich erinnere mich an einen Kurs, in dem eine Frau berichtete, sie würde in der Mittagspause immer zu einer Imbissbude gehen, um sich „schnell" mit irgendeinem „Futter" zu versorgen. Sie legte einfach sehr wenig Wert auf gesundes, vitales Essen und hatte auch noch nicht verinnerlicht, dass das wachsende Baby in ihr wirklich anderes brauchte, um optimal versorgt zu sein und sich entwickeln zu können. Ihr Körper konnte deshalb nur an ihre kaum vorhandenen Reserven gehen, um sich dort das Notwendigste zu besorgen. Gleichzeitig klagte sie aber über Kopfweh und große Erschöpfung.

In unserer Meditation bekam sie von ihrem Körper erklärt, dass sie unter akuten Mangelerscheinungen litt. Geradezu gleichzeitig

sah sie Berge von frischem Obst und Gemüse vor sich. Sie gab zu, dass ihr der Gedanke an ein so leckeres Essen schon öfter gekommen sei, aber es sei bequemer gewesen, bei dieser Art von Junkfood zu bleiben, auch wenn sie damit ihren Instinkt ignorierte. Eigentlich brauche ich nicht zu erwähnen, dass, nachdem sie diesen Mangel behoben hatte, es ihr dann zum ersten Mal ausgezeichnet ging und sie später ein gesundes Mädchen zur Welt brachte.

Oder schauen wir uns die Geschichte von Klara an:

Klara ist strikte Vegetarierin, sie isst am liebsten sogar vegan. Als sie zu mir kam, war sie ziemlich irritiert. Warum? Immer wieder überkamen sie Gelüste, Fleisch zu essen, ihr schwebte ein kräftiger Suppeneintopf vor. Ja, Fleischeintöpfe – davon träumte sie nachts. Morgens wurden diese Träume wieder in die „Nachtschatulle" verstaut, aber sie fürchtete sich schon vor der nächsten Nacht! Klara konnte und wollte es einfach nicht wahrhaben, ihr Körper brauchte offensichtlich etwas anderes als ihre Gesinnung es zuließ. Sie hatte sich solange mit der vermeintlichen „gesunden" Ernährung beschäftigt – und jetzt diese Kehrtwendung im Unbewussten. Obendrein waren eigentlich alle ihre Freunde Veganer, wie stand sie jetzt da, wenn sie diesen Gelüsten nachgab? Klara hatte somit einen ausgewachsenen Konflikt.

In unserer Sitzung konnten wir Folgendes klären: Gesinnung hin oder her, Schwangerschaft ist ein Ausnahmezustand, ja und da darf man eben auch Ausnahmen machen! Klara horchte achtsam auf die Botschaft ihres Körpers: Ihr Körper benötigte für eine gewisse Zeit Fleisch. Nach der Meditation fühlte sie sich gestärkt und stimmte ihrem Körperverlangen zu. Augenzwinkernd verriet

> *sie mir, dass ihre Mutter das beste Chili con Carne bereite, was*
> *man sich nur vorstellen kann. Sie wolle mal mit ihr sprechen ...*
> *Nach zwei Monaten erfuhr ich von Klara, dass die*
> *„Fleischeslust" sich völlig gelegt hätte, sie fühlte sich bestens,*
> *nichts fehlte ihr mehr.*

Im Übrigen: Bei vielen Indianerstämmen essen die Frauen in den ersten drei bis fünf Monaten der Schwangerschaft fleischreich, damit das Kind im Mutterleib gefestigt wird. Danach wird zumeist auf Fleisch verzichtet, und es wird eine rein pflanzliche Nahrung vorgezogen, damit die Geburt leicht und problemlos verläuft.

Selbstverständlich gibt es auch noch andere Themenkreise, nicht nur die Ernährung. Du kannst zum Beispiel auch fragen und hineinspüren, wie es deiner Gebärmutter und deinem Muttermund geht. Vielleicht hast du auch Fragen zu anderen Orten in deinem Körper, die der Aufmerksamkeit bedürfen oder bei denen es nützlich wäre, hinzuschauen.

Ich bekam in meiner Schwangerschaft am linken Eierstock undefinierbare Schmerzen, es war ungefähr in der 16. Woche, und ich meditierte daraufhin, um herauszufinden, was los ist. Ich bat meine Gebärmutter, mir ein inneres Bild zu schicken, damit ich einen entsprechenden Einblick bekomme. Ich sah, dass mein Kind sich ein wenig eingekeilt hatte und genau auf den Eierstock drückte, was der Grund für meine Schmerzen war.

Mein Mann übrigens meditierte mit mir und sah genau das Gleiche. Zwei oder drei Tage später gingen wir zu meiner Frauenärztin, um ein Ultraschallbild machen zu lassen. Auf

dem Bildschirm sahen wir genau das, was wir schon wussten, nämlich dass unsere Tochter es sich auf meinem Eierstock „bequem" gemacht hatte. Ganz selbstverständlich rief mein Mann aus: „Ja, ja das habe ich auch schon gesehen!" Zugegeben, meine Gynäkologin war leicht verwirrt und fragte, ob wir einige Tage vorher schon ein Ultraschallbild hätten machen lassen. Tja, in gewisser Weise schon, nur braucht man keine Geräte dazu und kann es überall und so oft machen, wie man will!

Es ist nun Zeit für die nächste Meditation. Bitte denke wieder daran, die erste Wahrnehmung zu beachten, zumeist ist eben die erste die richtige, danach schaltet sich gern der Verstand wieder ein. Es gibt zwei Arten, wie du bei dieser Methode Fragen stellen kannst. Jetzt wird es noch einmal ganz wichtig, bevor du startest!

1. *Du nimmst gedanklich Kontakt mit deiner Gebärmutter auf und fragst zum Beispiel: Wie geht es meiner Gebärmutter? Daraufhin bekommst du von deinen inneren Ebenen eine Antwort – in Form von einem Bild, einem Gefühl oder einer inneren Stimme. Wenn du diesen Weg gehst, übernimmst du quasi die Führung, und wenn du entspannt genug bist, gibt es eine Antwort.*

2. *Der andere Weg geht so: Du nimmst gedanklich Kontakt mit deiner Gebärmutter auf und fragst: Gibt es etwas, was du mir mitteilen möchtest? Dann wartest du einfach ab und beobachtest, in welcher Form sich dein Organ dir mitteilt. In diesem Fall überlässt du die Führung deinem Körper und seinen Ebenen. Du bist wertfrei und lässt es einfach geschehen.*

Wenn du schon Meditationserfahrung hast und auch gewohnt bist, Antworten zu erhalten, dann kannst du den ersten Weg wählen.

Wenn du noch keine Erfahrung hast, wähle anfänglich lieber den zweiten Weg, er ist dann sicherer. Einfach deshalb, weil du nicht so sehr auf eine bestimmte Antwort fixiert bist und deine eigene Vorstellungskraft in den Hintergrund tritt.

Für beide Wege gilt generell: Je besser du loslassen kannst und es geschehen lässt, desto größer wird deine Überraschung sein, wie gut es funktioniert. Mach dir dann einfach klar, dass es schon ein echter Erfolg ist, wenn du dich gut entspannen konntest. Das war es schon allemal wert. Denn du weißt, dass man mit Druck nur Gegendruck erzeugt und nichts erreicht, und das ist insofern frustrierend, als es dich von deinem eigentlichen Ziel entfernt.

Fragen an meinen schwangeren Körper

Du liegst ganz entspannt, bequem und sicher auf deiner Unterlage, entweder auf dem Rücken oder in der Seitenlage, je nachdem, wie groß dein Bauch schon ist und wie es am bequemsten ist.

Schließe deine Augen ...

Führe nun die Atemübung „Vier Schritte, um in eine tiefe Entspannung zu kommen" (siehe Kapitel 2.4) und führe danach die Farbmeditation (siehe Kapitel 2.5) durch (VIOLETT ... SILBERWEIß ... ROSA ... BLAU ... VIOLETT ... GRÜN ... BLAU ... VIOLETT ...) durch

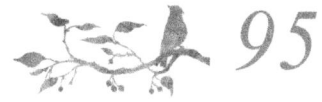

Meditation

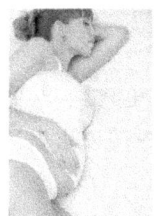

Du bist jetzt sehr entspannt und gelöst ...

Lege deine Hände auf deinen Bauch, eventuell legt auch dein Partner seine Hände dorthin. Deine Achtsamkeit wandert zu deinem Kind. Spüre einfach, wie sich dein Kind anfühlt, da drinnen in dem dunklen, warmen Raum, den du bereitgestellt hast.

Mit deiner Achtsamkeit wanderst du in Gedanken zu deiner Gebärmutter. Dort verweilst du, versuche, sie zu erspüren. Wenn du sie fühlst, frage sie, ob sie dir etwas sagen oder zeigen möchte.

Wenn du fertig bist, gehst du weiter zu deinem Muttermund. Spüre ihn und frage ebenfalls, ob es irgendetwas gibt, was er dir mitteilen möchte. Du wanderst weiter ...

Stell dir nun vor, wie dein Blut in deinem Körper zirkuliert. Nimm Kontakt zu ihm auf und frage, ob es etwas braucht.

ACHTE JETZT AUF DEINE ERSTE WAHRNEHMUNG!

Nach einer angemessenen Zeit konzentrierst du dich noch einmal auf deinen Bauch und auf dein Kind. Begrüße es und sage: „Hallo.“ Du kannst ihm etwas Liebes sagen und dann verabschiedest du dich für heute.

(Meditationsausstieg wie im Kap. 2.5 „Farbmeditation“ bereits beschrieben)

Selbstverständlich kannst du auch nach anderen Organen bzw. Körperteilen oder Vorgängen in deinem Körper fragen. Je nachdem, ob es gerade nötig ist oder du einfach Spaß daran hast. Die Fragen in der vorherigen Meditation sind eigentlich Routinefragen, die du, wenn du magst, einfach jedes Mal stellst, wenn du dich auf die innere Ebene begibst.

Affirmation:

„Mein Körper sagt mir genau, wie es ihm geht und was er braucht."

2.7 *Wenn mein ungeborenes Kind mit mir spricht*

Ich möchte dir empfehlen, jedes Mal, bevor du Kontakt zu deinem Kind aufnimmst, vorher deinen Körper zu befragen, und zwar nach dem Schema, wie wir es im letzten Kapitel besprochen haben. Es ist gut, es geradezu routinemäßig zu betreiben – zum einen übt es ungemein und zum anderen bist du dann immer auf dem Laufenden über das, was bei dir körperlich gerade geschieht. Diese Art der „Selbstuntersuchung" kannst du auch später, nach der Schwangerschaft, für dich selbst fortsetzen. Außerdem verschaffst du dir auf diese Art des ruhigen In-dich-Hineinhorchens viel Vertrauen, und du bekommst eine immer größere Sicherheit, wenn du mit deinem

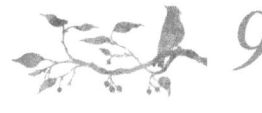

Kind sprichst. Du lernst die verschiedenen Botschaften zu unterscheiden und zu entschlüsseln.

Die Vorstellung, dass dein Kind dir bereits etwas zu sagen hat, ist neu und vielleicht sogar befremdend. Vor kurzem hatte ich ein Gespräch mit Hebammen, die eine große Praxis betreiben, in der Vorsorgeuntersuchungen und Geburtsvorbereitungen gemacht werden. Einhellig haben mir alle Hebammen bestätigt, dass die Babys in den Untersuchungen Kontakt mit den Hebammen suchen; und dass die Hebammen sehr oft Signale mental empfangen und auch verstehen können. Setzen sie die Signale in die Praxis um, verändert sich das Verhalten der Babys deutlich, oft zum Positiven.

Johanna war mit ihrem dritten Kind im siebten Monat schwanger, als sie von meiner Methode hörte. Sie war neugierig geworden. In unserem Gespräch erzählte sie mir, dass ihre beiden vorherigen Schwangerschaften zwar problemlos und einfach waren, sie jedoch nie den innigen Kontakt verspürt hatte, den sie sich eigentlich zu ihrem Ungeborenen gewünscht hatte. Diesmal wollte sie den intensiven Kontakt mehr suchen.

Nach dem „Babytalk" war sie zutiefst berührt, Tränen der Freude liefen ihr über die Wangen.

Ihr Baby hatte ihr mitgeteilt, dass es sich wünsche, dass Johanna ihm vorsingen und den Bauch zärtlich wiegen sollte. Das Baby, eine Mädchen, höre die Stimme der Mutter so gern!

Beim Hinausbegleiten sagte Johanna zu mir: „Schade, dass ich das nicht mit meinen beiden älteren Kindern schon probiert habe, welch eine schöne Erfahrung!"

Ich habe viel darüber nachgedacht, warum Ungeborene diesen Kontakt suchen, und vermute Folgendes: Für ein Ungeborenes ist die vollkommene Einheit zwischen ihm und der Mutter selbstverständlich, wahrscheinlich sogar auch mit dem Vater. Es stellt sich selbst nicht in Frage und betrachtet sich nicht als getrennt. Das aber tun die Erwachsenen und können nicht verstehen, dass es gar keine Trennung gibt, sondern dass diese nur in ihrem Denken besteht.

Aus diesem Gedanken heraus erscheint ihnen die Möglichkeit, mit dem Kind in einen Dialog zu treten, als unwahrscheinlich oder gar unmöglich. So bleiben viele Verständigungsmöglichkeiten einfach ungenutzt.

Würden wir das Baby von vorneherein als vollwertiges und vollbewusstes Familienmitglied anerkennen, wären wir automatisch mit ihm verbunden und vertraut. Es wäre ganz selbstverständlich, uns über alle wichtigen Fragen des Lebens miteinander auszutauschen. Wir würden verstehen, dass unser menschliches Spektrum viel größer ist als das, was wir zurzeit erfassen. Höchstwahrscheinlich würden wir uns dann darauf konzentrieren, nur noch erwünschte Kinder hervorzubringen. Akzeptanz und ein hohes Maß an Einverständnis wäre der Nährboden für ein gesundes Aufwachsen und ein liebevolles Miteinander.

Ungeborene Kinder wollen sich mitteilen. In diesem Kapitel möchte ich dich zuerst auffordern, für dich selbst zu überprüfen, wie offen du auf Botschaften jedweder Art reagierst. Gewiss ist es etwas anderes, ob du dein Kind zielgerichtet fragst, wie es ihm geht, oder ob du zulässt, dass du auch andere Botschaften bekommst, und die können selbstverständlich ganz unterschiedlicher Natur sein. Übrigens, du brauchst keine Angst zu haben, dass die Antworten die du bekommst, dir nicht gefallen könnten oder es sogar „schlimme" Nachrich-

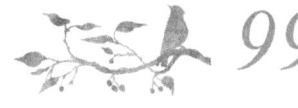
ten sind. Sei dir immer gewiss, die Antworten, die du erhältst, kommen aus einem übergeordneten Sein aus der reinen Liebe. Sicher sind manche Antworten überraschend, und du hast vielleicht nicht mit ihnen gerechnet – aber schlechte Nachrichten wird es keine geben.

Schließe die Augen und entspanne dich. Atme ein paar Mal gut durch und frage dich: Will ich eine Mitteilung von meinem Kind haben? Würde es mich glücklich machen, wenn ich mehr von meinem Kind weiß?

Kannst du die Fragen mit Ja beantworten, steht eurer Kommunikation nichts mehr im Wege. Solltest du dich jetzt nicht dafür entscheiden können, ist das vollkommen in Ordnung, denn nichts ist unangenehmer, als wenn du dich mit Wissen überfrachtest und es später nicht verdauen kannst. Meine Tochter erzählte mir in einem unserer ersten Gespräche, bei denen ich mich darauf konzentrierte, dass sie zu Wort kam, Folgendes: „Mama (sie nannte mich von Anfang an so), ich freue mich so, wenn ich dich wiedersehen kann. Unsere Seelen haben sich vor langer Zeit miteinander verabredet, wieder ein gemeinsames Leben zu führen. Wir kennen uns schon lange."

Auf welcher Ebene wir uns kennen, weiß ich nicht. Man könnte zu dem Schluss kommen, dass es sich um einen Reinkarnationsgedanken handelt. Vielleicht ist es so, wenn man daran glaubt. Fest steht, dass ihre Worte mich schon sehr berührt und gleichzeitig verwundert haben. Was wusste sie alles, an was ich mich nicht mehr erinnern konnte? Stimmte das Gesagte überhaupt?

Natürlich habe ich bis heute wenig Möglichkeit gehabt, es nachprüfen zu können. Wenn ich aber meinem Gefühl vertraue, dann löst es in mir ein Wohlbefinden aus und ich spüre, dass das die Wahrheit ist. Eine Teilnehmerin aus den Kursen erzählte, dass ihr Kind ihr mitgeteilt hätte, es würde sich wünschen, im Laufe des Tages viel mehr gestreichelt zu werden. Es bräuchte nicht nur inneren, sondern auch äußeren Körperkontakt, und nach Möglichkeit auch vom werdenden Vater und von dem Geschwisterchen.

Wie du siehst, sind die Botschaften ganz unterschiedlich. Sei offen und erwarte nichts. Dann bereitest du dir und dem Kind ein Forum, in dem dein Kind sich verstanden fühlt.

Botschaften von meinem ungeborenen Kind

Lass uns anfangen. Den Beginn der Meditation kennst ja du schon: Führe „Vier Schritte, um in eine tiefe Entspannung zu kommen" (siehe Kapitel 2.4) und die Farbmeditation (siehe Kapitel 2.5) durch.

Meditation

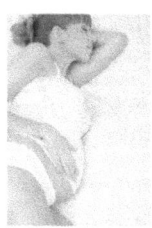

Du bist jetzt sehr entspannt und gelöst ...

Lege deine Hände auf deinen Bauch, eventuell legt auch dein Partner seine Hände dorthin. Deine Achtsamkeit wandert zu deinem Kind.

Spüre einfach, wie sich dein Kind anfühlt, da drinnen in dem dunklen, warmen Raum, den du bereitgestellt hast.

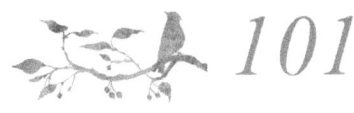
Mit deiner Achtsamkeit wanderst du in Gedanken zu deiner Gebärmutter. Dort verweilst du, versuche, sie zu erspüren. Wenn du sie fühlst, frage sie, ob sie dir etwas sagen oder zeigen möchte.

Wenn du fertig bist, gehst du weiter zu deinem Muttermund. Spüre ihn und frage ebenfalls, ob es irgendetwas gibt, was er dir mitteilen möchte.

Du wanderst weiter ... Stell dir nun vor, wie dein Blut in deinem Körper zirkuliert.

Nimm Kontakt zu ihm auf und frage, ob es etwas braucht.

Wandere mit deinem Bewusstsein jetzt zu deinem Kind, selbstverständlich kannst du deine Hände auf deinen Bauch legen und über deine Hände schon Kontakt aufnehmen.

Begrüße dein Kind sanft und liebevoll.

Sag ihm dann, dass du ihm diese Zeit heute schenkst, damit es dir etwas vermitteln kann, wenn es möchte.

Sag ihm, du bist offen und empfängst jetzt seine Botschaft.

Entspanne dich, atme tief ein und bleibe gelassen. Alles ist in Ordnung, so wie es jetzt ist.

(Tipp: Die Zeit nicht zu weit ausdehnen, denn sonst kommen entweder die Phantasie oder der Verstand dazwischen, und meist stimmen die Infos dann nicht mehr hundertprozentig.)

ACHTE JETZT AUF DEINE ERSTE WAHRNEHMUNG!

Du kannst deinem Kind sagen, dass du sehr bald wiederkommst, und dann verabschiedest du dich von ihm.

(Ausstieg wie bereits erläutert)

Immer wieder hörte ich von Müttern, dass deren Babys sofort zu ihnen sprachen, sowie sich die Möglichkeit dazu ergab. Oftmals war es so, dass die werdenden Mütter irgendein dringliches Problem auf dem Herzen hatten. Gerade dieses Thema haben die Kinder dann aufgegriffen und sehr schnell für die Mütter gelöst.

Ein Beispiel dafür gibt eine zukünftige Zwillingsmutter, die zu mir kam. Sie hatte erst zum Ende ihrer Schwangerschaft von der Möglichkeit der meditativen Kontaktaufnahme gehört.

Uta hatte bereits gesundheitliche Probleme, unter anderem eine leichte Schwangerschaftsvergiftung. Die gesamte Schwangerschaft über hatte Uta sich vorgestellt, dass sie ihre Babys auf dem normalen Wege und nicht per Kaiserschnitt zur Welt bringen würde. Alles sollte so natürlich wie möglich sein. Durch ihre Krankheit hatten die Ärzte sie jedoch darauf vorbereitet, dass es mit großer Wahrscheinlichkeit nun doch zum Kaiserschnitt kommen werde. Uta war verzweifelt. Ihre hohen Ansprüche, die sie an sich und an die kommende Geburt hatte, sowie die Aussagen der Ärzte lösten in ihr heftigen Widerspruch, Stress und Angst aus.

In der folgenden Meditation führte ich sie in die Situation hinein, das erste Mal mit ihren Kindern zu sprechen und vor allem, die Kinder zu Wort kommen zu lassen. Kaum war sie auf der inneren Ebene angekommen, sagten ihr die Zwillinge, dass sie völlig gesund seien und egal, ob natürliche Geburt oder Kaiserschnitt, es würde ihnen absolut nichts ausmachen und Mama bräuchte sich keine Sorgen machen. Als Uta aus der Entspannung kam, weinte sie erst ein wenig, denn ihre Babys hatten den massiven Stress von ihr genommen. Neugierig geworden, was ihre Kinder sonst noch zu sagen haben, vereinbar-

ten wir unseren nächsten Termin miteinander. Bis zur Geburt waren es ungefähr noch zwei Wochen.

Ganze acht Stunden später rief der Vater an, die Kinder seien vier Stunden nach unserer Sitzung per Kaiserschnitt zur Welt gekommen. Mutter und Kinder erfreuten sich bester Gesundheit!

Dieser Anruf beflügelte mich ein weiteres Mal in meiner Arbeit. Wie weise mochten unsere Kinder schon sein, wenn man sie bloß zu Wort kommen ließ. Welch einen enormen seelischen Konflikt hatten sie der Mutter genommen!

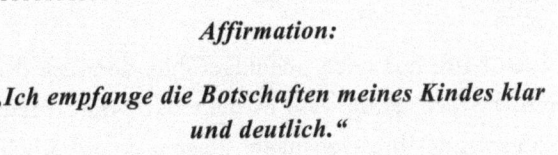

Affirmation:

„Ich empfange die Botschaften meines Kindes klar und deutlich."

2.8 *Das Ungeborene und mich selbst beruhigen*

Wie oft machen wir uns Sorgen um etwas, was uns in unserem Alltag begegnet und uns absorbiert.

Vor einiger Zeit hatte ich dazu ein bemerkenswertes Erlebnis: Linda, eine werdende Mutter, kam zu mir und berichtete, dass ihr Kind im Mutterleib sehr unruhig sei. Dies habe vor ungefähr zwei Monaten angefangen. Sie sei auch schon bei ihrem Arzt gewesen, und alle Untersuchungsergebnisse seien vollkommen in Ordnung.

Doch das Baby strampelte unaufhörlich, und Linda bekam keine Ruhe mehr, denn sogar nachts war das Kind in Bewegung. Im Laufe unseres Gesprächs erzählte sie mir von Problemen mit ihrem Partner. Es gab so heftige Auseinandersetzungen, dass die beiden sogar schon erwogen hatten, sich zu trennen. Obendrein waren sie mitten im Umzug, und natürlich sollte alles fertig sein, bis das Kind kam. Und nun war da noch die Ungewissheit, ob es überhaupt noch Sinn hatte, gemeinsam zu leben.

Linda hatte nur noch Schuldgefühle, denn sie dachte, sie sei verantwortlich dafür, dass es dem Baby nun offensichtlich nicht so gut ging. Ihre Gedanken kreisten unaufhörlich um das Problem, sie war restlos verspannt. Bei mir entstand der Eindruck, dass zunächst einmal etwas für das Kind getan werden sollte. Denn wenn es dem Baby wieder besser ginge, wäre auch gewährleistet, dass auch die Mutter sich wieder entspannen könnte. Daher führte ich mit Linda zuerst die Atemübung „Vier Schritte, um in eine tiefe Entspannung zu kommen" durch (siehe Kapitel 2.4).

Affirmationsübung zur Beruhigung des Babys

Ich bat die Schwangere dann, direkt mit ihrem Baby Kontakt aufzunehmen und ihm vorzuschlagen, es an einer beruhigenden Meditation teilhaben zu lassen. (Wobei die Worte, die wir benutzten, gar nicht so wichtig waren wie die Gefühle, die die

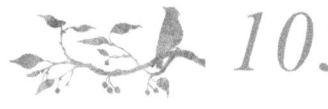
Mutter dem Kind vermittelte.) Je intensiver Gefühle erlebt werden, desto stärker können sie sich im Unterbewusstsein verankern. Linda sagte ihrem Kind Folgendes:

„Mein liebes, kleines Kind ...

Ich möchte dir jetzt meine ganze Aufmerksamkeit schenken.

Du bist in einer weißen, schützenden Hülle, die ich mir für dich ausgedacht habe.

Mit meinen Händen streichle ich dich und schenke dir meine ganze Liebe.

Mit meinen Gedanken schicke ich dir Ruhe und Geborgenheit.

Auch wenn in unserem Leben zurzeit viel Unruhe und Ungewissheit herrscht, darfst du dich zu jeder Zeit geliebt und willkommen fühlen.

Ich bin für dich da, ich beschütze dich und gemeinsam vertrauen wir darauf, dass sich unser Leben zum Besten entwickelt.

Auch weiß ich, dass sehr viele Engel um uns sind, die uns schützen und leiten."

Linda machte diese kleine Entspannungs- und Affirmations-übung nun zweimal täglich, und es dauerte nicht lange, bis sich ihr Baby beruhigt hatte und sich wieder entspannen konnte.

Dies hatte den Effekt, dass auch Linda zur Ruhe kam, sich keine Vorwürfe mehr machte und dadurch in der Lage war, die partnerschaftlichen Probleme zu lösen.

Oft werden „Mücken zu Elefanten" gemacht, weil wir aus der negativen Gedankenschleife nicht wieder herausfinden und damit das Thema viel größer machen, als es ist. Da gibt es einen guten Trick, der dir ermöglicht, über solche Gedanken wieder die Führung zu übernehmen: Wende eine aktive Gedankenunterbrechung an. Konzentriere dich erst auf die unerwünschten Gedanken und ruf dann „Stopp", leere deinen Geist und ersetze den negativen Gedanken durch einen mit positivem Inhalt. Oder denk einfach darüber nach, wie das heikle Thema in ein bis zwei Jahren aussehen wird. Stellt es dann immer noch ein Problem dar, oder lachst du schon längst darüber, und schüttelst den Kopf, weil du überhaupt nicht verstehst, wie du dich darüber aufregen konntest?

Wenn du es noch deutlicher haben möchtest, überlege mal, wie es wäre, wenn du nur noch einige Tage zu leben hättest. Bei diesem Gedanken relativiert sich sehr vieles. Du schaffst augenblicklich Klarheit und kannst für deine Gedanken und Handlungen Verantwortung übernehmen! Dein Leben wird eindeutiger, einfacher und vor allem wesentlicher. Nun kannst du wieder herrlich entspannen, und dein Baby im Bauch freut sich und ist ebenfalls entspannt.

Solche negativen Gedankenschleifen zehren an unseren Kräften und unserer Energie.

Mit der folgenden Übung kannst du dir schnell neue Kraft und Energie holen und – das ist das Beste daran – sogar zusätzliche Energie speichern:

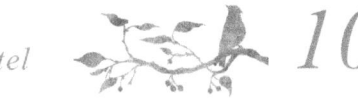

Piko-Piko zum Reinigen, Klären und Speichern

Wenn du dich energiearm fühlst und dringend neue Kraft brauchst, dann gibt es Piko-Piko. Das ist eine Übung, die ihren Ursprung in Hawaii hat. Die Polynesier sind ja für ihre Lebensfreude bekannt, denk nur mal an den Hula-Tanz!

Im Energiekonzept der hawaiianischen Huna-Lehre finden wir sehr einfache, praktische und wirkungsvolle Techniken, die darauf ausgerichtet sind, Lebensfreude, Gesundheit, Zufriedenheit, Reichtum und Erfolg zu manifestieren.

Piko-Piko wendest du an, wenn du einen Energiezuwachs brauchst. Es gibt zwei Arten von Piko-Piko; die erste Übung, die ich dir vorstelle, wird erst einmal den Körper und Geist reinigen und klären. Die Übung ist immer dann hilfreich, wenn bei dir mental und emotional richtig viel los war und du das Bedürfnis hast oder die Notwendigkeit siehst, erst einmal wieder für Klarheit zu sorgen. Die zweite Übung ist dafür da, in deinem Körper Energie zu speichern. Da sich beide Varianten hervorragend ergänzen, kannst du sie hintereinander durchführen. Es ist aber durchaus möglich, auch nur eine zu machen.

Reinigen & Klären

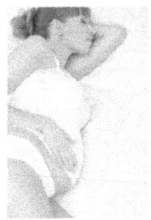

Du sitzt auf einem Stuhl oder mit gekreuzten Beinen auf dem Boden.

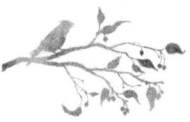
Leila Christiane Jäger – Anette Koestner

Erinnere dich noch einmal an deinen Körper, indem du ihn spürst und dir des gegenwärtigen Augenblicks bewusst wirst.

Langsam atmest du durch deine Nase ein, konzentrierst dich dabei aber auf den höchsten Punkt deines Kopfes.

Stell dir vor, du ziehst Energie von dort in deinen Kopf. Jetzt wandert deine Aufmerksamkeit von deinem Scheitelzentrum zu deinem Bauchzentrum etwas unterhalb des Nabels.

Beim Ausatmen stellst du dir vor, dass die Atemluft aus deinem Bauchzentrum herausfließt. Mehrere Atemzüge hintereinander atmest du über dein Scheitelzentrum ein und atmest über deinen Bauch oder das Nabelzentrum aus.

Es entwickelt sich ein warmes Gefühl im Bauch.

Das ist das reinigende und klärende Piko-Piko. Wenn du danach noch Energie speichern möchtest, machst du Folgendes:

Speichern

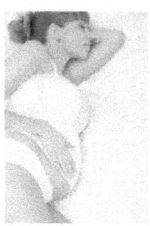

Du atmest über dein Scheitelzentrum ein, wanderst in Gedanken und mit deinem Gefühl in dein Nabelzentrum und sagst dir innerlich, während du ausatmest:

„ICH SPEICHERE JETZT ZUSÄTZLICHE ENERGIE."

Acht bis zehn Atemübungen reichen meist aus, dann hast du reichlich Energie zur Verfügung.

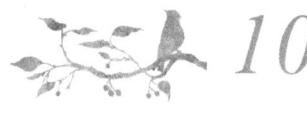

Bleib beim Atmen nur stets ganz aufmerksam mit deinem Körpergefühl verbunden. Wenn du gedanklich abgleitest, ist es besser, wenn du noch einmal von vorn anfängst. Viel Spaß und Aloha!

2.9 *Meine Sexualität*

Vielleicht hast du dich während deiner Schwangerschaft schon einmal gefragt, ob es überhaupt in Ordnung ist, Sex zu haben? Selbstverständlich gibt es Frauen, die in der gesamten Schwangerschaft überhaupt kein Bedürfnis verspüren, sexuell aktiv zu sein. Oder aber am Anfang ist es noch angenehm, und wenn der Leibesumfang zunimmt, mögen sie es nicht mehr, weil sie sich als zu behäbig empfinden und sich körperlich nicht mehr wohlfühlen. Neben der persönlichen Vorliebe für oder gegen den sexuellen Austausch in dieser Zeit gibt es noch zwei Gründe, warum Sex kaum oder gar nicht stattfindet.

Der erste ist, dass schwangere Frauen denken, sie könnten ihrem Kind körperlich schaden, wenn sie Intimverkehr haben. Normalerweise ist dies nicht der Fall – ganz im Gegenteil, die sexuelle Aktivität kann zur Entspannung und zum Wohlbefinden der Schwangeren beitragen. Es besteht lediglich Grund zur Vorsicht, wenn ein gesundheitliches Problem vorhanden ist. In solch einem Fall ist es wichtig, den behandelnden Arzt genau zu fragen, was du darfst und ob du Risiken meiden solltest.

Der zweite Grund ist, dass wir besonders durch die christliche Religion geprägt sind. Und in der ist das „Kindermachen" zur Arterhaltung zwar in Ordnung, aber sexuell aktiv zu sein, einfach weil es Spaß und Freude macht, nicht. Demzufolge haftet dem Sex häufig immer noch etwas Unreines, Schmutziges an. Obwohl im Laufe der letzten dreißig Jahre sehr viel Aufklärungsarbeit geleistet wurde und wir mittlerweile an jeder Tankstelle, im Supermarkt und am Kiosk mit einschlägigen Magazinen überhäuft werden, habe ich den Eindruck, dass diese Freizügigkeit einen eher oberflächlichen Charakter hat. Denn noch immer gibt es offensichtlich etwas Verbotenes, Tabuisiertes in unserer Sexualität. So richtig freizügig, locker und unbefangen gehen wir in unserer Gesellschaft damit noch lange nicht um.

Nach wie vor glauben auch viele Menschen, dass eine Frau, die richtig Spaß am Sex hat, ein „leichtes Mädchen" sei. Also wird von einer schwangeren Frau erst recht erwartet, sich in diesem Punkt zurückzunehmen, denn Schwangersein hat ja etwas „Heiliges" an sich, während der Vorgang des Schwangerwerdens eher peinlich und unrein ist.

Diese Bigotterie geht so weit, dass wir in unseren Medien ständig mit Gewalt konfrontiert werden, im Fernsehen mit ansehen müssen, wie sich Menschen gegenseitig quälen und ermorden (und das oftmals mit wirklich ausgefeilter „Raffinesse"). Ein Abend fernsehen heißt, Morde im Fünfminutentakt. Liebes- und Nacktszenen aber sind nach wie vor verpönt und nicht jugendfrei. Es scheint also immer noch besser zu sein, einen Mord anzuschauen als einen Sexualakt!

Ich sehe jedoch eine wirkliche Schönheit im Sexualakt, denn jedes Mal werden wir theoretisch zum Mitschöpfer. Es könnte ein Kind entstehen. Welch ein großes Potential wir

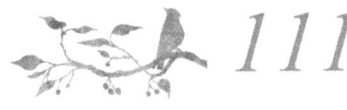
Die Schwangerschaft

doch in uns tragen, dass wir in der Lage sind, ein neues Wesen zu manifestieren! Das ist in meinen Augen ein wunderbarer Vorgang, der uns klarmacht, wie machtvoll wir sind.

Es gibt also für dich keinen Grund, auf Sex in der Schwangerschaft zu verzichten, wenn du und das Kind gesund seid. Um etwas lockerer zu werden, empfiehlt sich folgende Farbatemübung:

Farb-Atem-Übung

Suche dir ein ruhiges Plätzchen, wo du für die nächsten 15 bis 20 Minuten nicht gestört wirst. Setze dich entspannt, jedoch mit geradem Rücken auf einen Stuhl und praktiziere die Grundmeditation „Vier Schritte, um in eine tiefe Entspannung zu kommen" (siehe Kapitel 2.4). Wenn du ruhig geworden bist, geht es los:

Meditation

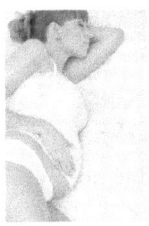

Frage dich innerlich, welche Farbe jetzt die richtige ist, um lockerer zu werden und dich einfach besser zu fühlen.

Recht schnell wird eine Farbe vor deinem geistigen Auge erscheinen.

(Habe Vertrauen, auch wenn das nicht deine Lieblingsfarbe ist. Die erste Wahrnehmung zählt.)

> *Jetzt atme diese Farbe mit jedem Atemzug ein und verteile die Farbe im ganzen Körper.*
>
> *Mit jeder Ausatmung atmest du verbrauchtes, trübes Qi aus.*

(Du kannst auch auf den Laut Ha ausatmen, auch ein Stöhnen ist vollkommen okay.)

> *Nun siehst du, wie dein Körper in der von dir gewählten Farbe geradezu badet.*
>
> *Lass die Farbe in jede deiner Zellen fließen und genieße es!*
>
> *Sehr bald wirst du spüren, wie ein Wohlgefühl aufsteigt und du die Dinge leichter nimmst.*

Diese Farbatmungsübung kannst du so oft wiederholen, wie es deinem Gefühl entspricht.

Auch der werdende Vater braucht sich keine Gedanken darüber machen, dass er dich oder euer Kind verletzen könnte, wenn er behutsam und vorsichtig mit euch umgeht. Entscheidend ist wie immer, dass du dich wohlfühlst. Deine Gefühle und dein Körper werden dir schon signalisieren, was für dich und dein Kind richtig ist.

Umgekehrt ist es natürlich wichtig, dass du nicht aus lauter Gefälligkeit mit deinem Partner Sex hast, wenn du selbst es gar nicht so richtig magst und kein wirklich gutes Gefühl damit hast.

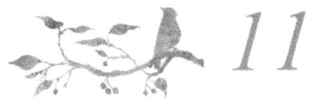
Die Schwangerschaft

Thea war im gleichen Geburtsvorbereitungskurs wie ich. Eher zufällig kamen wir nach unserer gemeinsamen Kursstunde ins Gespräch.

Thea fragte mich, wie ich es mit dem Sex halten würde, jetzt in der Schwangerschaft. Ich erwiderte, dass ich das ziemlich locker sehen würde, wenn ich Lust auf Sex hätte und mein Mann auch, dann würden wir uns nicht zurückgehalten. Es war ein sachter, vorsichtiger Sex, der aber durchaus viel Spaß machte und mich außerdem entspannte.

Ich wusste, was für mich gut war und mein Mann ging darauf ein.

Zu keiner Zeit hatte ich das Gefühl, es würde für unser Kind unangenehm oder gar schädlich sein.

Thea staunte. Ihr Mann wollte unbedingt mit ihr schlafen, und sie konnte sich nicht dazu durchringen, weil sie Angst hatte, etwas falsch zu machen. Thea hatte gar kein Vertrauen in ihren Körper und auch nicht in das Ungeborene. Dabei verspürte sie durchaus auch Lust.

In der darauffolgenden Woche trafen wir uns wieder zu unserem Kurs. Sie zwinkerte mir zu und flüsterte mir ins Ohr: „Klappt prima!"

Jessica und Kevin kamen zu einer Einzelstunde zu mir, um abzuklären, ob es für das Baby in Ordnung wäre, wenn sie miteinander schlafen würden.

Wie sich im Gespräch dann allerdings herausstellte, war Kevin derjenige, der große Vorbehalte hatte. Als seine Mutter mit ihm schwanger war – so hatte sie vor langer Zeit einmal erzählt –, wäre beinahe eine Fehlgeburt ausgelöst worden, als sie und ihr Ehemann miteinander Sex hatten.

> *Das klang immer noch bedrohlich für Kevin. Durch Jessicas Schwangerschaft erinnerte er sich wieder an diese Geschichte. Kevin hatte schlicht Angst, sich sexuell zu betätigen, während Jessica sich nach Zärtlichkeit und Sex sehnte.*
>
> *Nachdem wir herausgefunden hatten, wo das eigentliche Problem lag, konnte sich Kevin deutlich entspannen und er war bereit, auf Jessicas Wünsche einzugehen.*

Ich möchte dir vorschlagen, dass du dich mit deinem Kind darüber unterhältst, wenn du mehr wissen willst oder unsicher bist. Du könntest zum Beispiel fragen:

• *Ist es für dich generell in Ordnung, wenn dein Vater und ich uns in dieser Zeit körperlich lieben?*

• *Haben wir auf etwas zu achten?*

• *Gibt es etwas zu klären bezüglich der Häufigkeit oder der körperlichen Positionen?*

• *Was empfindest du dabei?*

So oder ähnlich, und vielleicht hast du ja auch noch ganz andere Fragen zu diesem Thema.

Fragen an meine Sexualität

Lass uns anfangen. Den Beginn der Meditation kennst ja du schon: Führe „Vier Schritte, um in eine tiefe Entspannung zu kommen" (siehe Kapitel 2.4) und die Farbmeditation (siehe Kapitel 2.5) durch.

Meditation

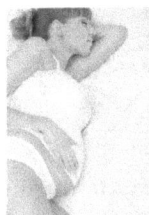

Du bist jetzt sehr entspannt und gelöst ...

Lege deine Hände auf deinen Bauch, eventuell legt auch dein Partner seine Hände dorthin.

Deine Achtsamkeit wandert zu deinem Kind. Spüre einfach, wie sich dein Kind anfühlt, da drinnen in dem dunklen, warmen Raum, den du bereitgestellt hast.

Begrüße dein Kind sanft und liebevoll. Sag ihm dann, dass du diese Zeit heute nutzen möchtest, um einige Fragen zu stellen. Sag ihm, du bist offen und empfängst jetzt seine Antworten.

STELLE DEINE FRAGEN ZU DEINER SEXUALITÄT!

ACHTE JETZT AUF DEINE ERSTE WAHRNEHMUNG!

Nach einer gewissen Zeit konzentrierst du dich noch einmal auf deinen Bauch und auf dein Kind. Begrüße es und sage: „Hallo:" Du kannst ihm etwas Liebes sagen, und dann verabschiedest du dich für heute.

(Meditationsausstieg wie bereits erläutert)

Affirmation:

„Ich freue mich über eine unbefangene, achtsame Sexualität, solange es meinem Baby und mir guttut."

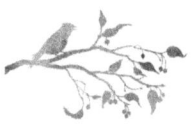
2.10 Krankheiten, Störungen und Ängste

In den letzten Kapiteln haben wir uns über die weitreichenden Möglichkeiten des Dialogs mit dem Ungeborenen unterhalten und wie du sie anwenden kannst. Im Übrigen bin ich davon überzeugt, dass es noch viel mehr Varianten dieser Methode gibt als das, was ich bis jetzt herausgefunden und angeboten habe. Ich würde mich sehr freuen, wenn du selbst noch ganz andere Möglichkeiten erkennst. Jede Frau und jedes Ungeborene hat ja eine eigene Geschichte, und damit sind natürlich ganz viele verschiedene Ansatzmöglichkeiten und Fragen verknüpft. Wenn dir etwas einfällt und es sich als praktikabel erweist, dann lass es mich wissen, denn dies ist ein Prozess, in dem wir immer neue Erfahrungen machen. Andere Frauen sind vielleicht gerade dankbar für deine Erfahrung!

Klar, jede Frau wünscht sich eine leichte, schöne und angenehme Schwangerschaft und eine Geburt, die schnell und möglichst schmerzarm verläuft. Manchmal aber ist alles anders als erwartet, es treten Störungen auf. Besonders in der ersten Schwangerschaft beunruhigt das ganz besonders. Was soll man dann tun, wie soll man sich verhalten, wer weiß Rat? Zuerst einmal ist Ruhe, Entspannung und Besonnenheit das erste Gebot überhaupt, bitte nichts überstürzen – es sei denn, es handelt sich um einen Notfall. Dann musst du natürlich sofort alle Maßnahmen ergreifen, die nötig sind. Also sofort zum Arzt gehen oder ins Krankenhaus!

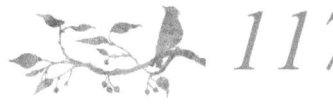
Um dich zu beruhigen, kannst du zunächst das Temporal Tapping durchführen. Hier die einzelnen Schritte:

Schritte des Temporal Tapping

1. Formuliere einen positiven Satz. Wenn du nervös und angespannt bist und glaubst, mit deinem Baby könnte etwas nicht in Ordnung sein, lautet der Merksatz: „Ich bin ruhig und ausgeglichen, meinem Kind geht es gut."

2. Jetzt nimmst du drei Finger deiner rechten Hand und klopfst rund um dein rechtes Ohr, und wiederholst dazu den Merksatz dreimal. Noch wirkungsvoller ist es, wenn du ihn singst. Du kannst auch um beide Ohren klopfen.

3. Diese Technik solltest du 7 Mal am Tag anwenden und nach jedem Klopfvorgang eine Pause von mindestens 30 Minuten machen.

4. Das ist schon alles. Wenn du magst, spürst du nach dem Klopfen noch einmal nach, wie es sich anfühlt.

Zeigen sich in der Schwangerschaft körperliche Unregelmäßigkeiten, setzt es schon viel Vertrauen voraus, um sich auf seine innere Stimme und die des Kindes zu verlassen. Das verdeutlicht die folgende Geschichte:

Ich war ungefähr in der zwölften Schwangerschaftswoche, als meine damalige Frauenärztin in München einige Bluttests machte. Unter anderem wurde auch ein Test gemacht, der eventuell feststellen kann, ob der Fötus Trisomie 21 hat. Ich wusste nicht, dass man diesen Test gemacht hatte, und wog mich in vollkommener Sicherheit, dass mit mir und dem Kind alles in Ordnung ist.

Routinemäßig sagte sie, ich solle in einer Woche anrufen, um meine Ergebnisse abzufragen. Es war kurz vor Weihnachten, und wir flogen nach Hamburg zu meinen Eltern. Einen Tag vor Heiligabend rief ich in München an, um meine Resultate zu erfahren. Mir wurde mitgeteilt, dass ein Wert ziemlich erhöht war, und dass ich nach den Feiertagen sofort in die Uniklinik München müsse, weil man dort spezielle Ultraschallaufnahmen machen könne. Über Spezialmonitore ließe sich das Ungeborene besser beobachten, ausmessen und bewerten. Ich sollte keine Zeit verlieren, denn für den Fall, dass etwas nicht in Ordnung sei, hätte man dann noch die Chance, entsprechend einzugreifen. Schöne Weihnachten! – Klick, sie hatte aufgelegt.

Ich war wie vom Donner gerührt! Wieso? Warum? Ich! Das Kind! Was soll das alles bedeuten? Langsam stieg Panik in mir hoch. Was ist, wenn mein Kind tatsächlich nicht gesund ist, was machen wir dann? Mein Ungeborenes war für mich ja in keiner Weise mehr etwas Anonymes, zum einen, weil wir ja schon miteinander kommunizierten, und zum anderen, weil ich es cirka ab der elften Woche bereits spürte. Mehrere Male am Tag konnte ich seine Bewegungen fühlen.

Ich weinte, es waren Tränen der Ungewissheit und der Verzweiflung. Ich fühlte mich von der Ärztin vollkommen alleingelassen mit diesem Problem. Mein Mann rief noch einmal in München an, um Näheres oder besser gesagt Beschwichtigenderes zu erfahren. Leider bewirkte der zweite Anruf genau das Gegenteil, denn die Ärztin war geflissentlich bemüht, uns in allen Einzelheiten über Trisomie 21 aufzuklären, wodurch unser innerer Aufruhr noch verstärkt wurde. Ich

erinnere mich, dass mein Mann ihr daraufhin erklärte, dass es für sie dringend Zeit sei, sich psychologisch weiterzubilden. So wenig Einfühlungsvermögen und Fingerspitzengefühl sei für die Patienten eine Zumutung und wenig hilfreich in solch einer Situation! Ich war wie gelähmt.

Du wirst dich nun fragen, warum ich nicht gleich meditiert und nachgefragt habe, was los ist, nicht wahr? Ich konnte nicht, denn mir war klar, wenn ich so entsetzt und durcheinander, wie ich war, versuchen würde, in die Stille zu gehen, konnte nicht viel Gutes dabei herauskommen. Ich musste warten, bis ich mich einigermaßen gefangen hatte.

Am nächsten Tag sah die Welt wieder etwas anders aus. Es konnte ja auch sein, dass den Werten keine dramatische Bedeutung zukommen musste. Ein klein wenig schien mein Selbstbewusstsein wieder aus seinem Versteck herauszukommen.

In meiner Familie war man hingegen nach wie vor sehr besorgt. Heiligabend entwickelte sich bei uns allmählich zum Drama. Alle versuchten, auf mich Rücksicht zu nehmen und mich fröhlich zu stimmen. Hinter ihren aufgesetzten Fassaden standen die Unsicherheit und ein unerschütterlicher Glaube an die Schulmedizin, die ja schließlich wissen müsse, was richtig oder falsch sei. Am Abend schließlich flossen dann auch bei den anderen die ersten Tränen, während man mir versicherte, dass bestimmt alles in Ordnung sei und ich mir keinerlei Sorgen machen solle, ja vielleicht hätte man auch den Wert mit dem einer anderen Schwangeren verwechselt.

Da ich dieses „Drama" für den Abend schon vorausgesehen hatte, hatte ich mich in der Mittagszeit für zwei Stunden zurückgezogen. Mit anderen Worten, ich hatte mit meiner

Tochter Kontakt aufgenommen und vorsichtig angefragt, was sie zu diesem Vorfall meine. „Mama, du brauchst dir überhaupt keine Sorgen zu machen, ich verspreche dir, ich bin kerngesund!"

Wie aus der Pistole geschossen kamen diese Worte, als ich mich tief genug versenkt hatte. Sie kamen so spontan, dass ich meine Frage gar nicht zu Ende stellen konnte. Mir liefen Tränen der Erleichterung über die Wangen. Mein Gott, welch eine Gnade, diesen Kontakt zu haben. Selbstverständlich blieb eine Restunsicherheit, es hätte ja sein können, dass ich mir alles nur einbilde. Da aber die Antwort so unmittelbar kam, war ich mir tief in meinem Inneren doch sicher.

Am Abend erzählte ich meiner Familie dann, um die Situation zu beruhigen, von meiner Unterhaltung. Obwohl natürlich Skepsis da war, spürte ich auch ihre Erleichterung. Jetzt hofften alle, dass das, was ich gehört hatte, auch stimmte.

Aber klar, die Geschichte war noch nicht zu Ende – die Feiertage schleppten sich dahin, und ich war froh, wenn nicht riesige Selbstzweifel an mir und meinen Meditationen nagten. Mein Kind jedoch tröstete mich jedes Mal und versicherte mir immer wieder, dass es gesund sei.

Einige Tage später versuchten die Ärzte in der Uniklinik München dann zu beurteilen, ob das Kind behindert ist. Auf dem Ultraschallbild war nichts zu sehen, was darauf hindeutete. Wie auch immer ich gedreht und gewendet wurde – nichts. Um sicherzugehen, wollte man warten, bis das Baby nochmals eine andere Position einnehmen würde und man dann die entsprechenden Merkmale eindeutig erkennen könnte. Doch mein Kind dachte gar nicht daran, sich so zu zeigen, wie die Ärzte es gebraucht hätten. Nach der ersten Ratlosigkeit wurde ich zum

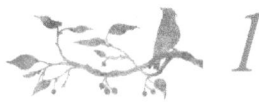

leitenden Arzt gerufen, der mir erklärte, wie wichtig es jetzt sei, eine Fruchtwasserspiegelung vorzunehmen, um besser erfassen zu können, ob das Kind an Trisomie 21 erkrankt sei. Selbstverständlich wäre diese Untersuchung auch riskant, aber besser so als ein behindertes Baby. Und ich hätte dann ja auch die Möglichkeit, einen Schwangerschaftsabbruch vornehmen zu lassen.

Noch heute wundere ich mich, mit welcher Gefühllosigkeit und Kälte der Arzt mich aufklärte. Eigentlich sollten Ärzte doch wissen, dass Schwangere besonders sensibel sind. Ich erklärte dem Arzt klar und deutlich, dass dieses Kind ein Wunschkind ist. Sollte es tatsächlich behindert sein, würden wir es in Kauf nehmen und damit zurechtkommen. Ich wäre auch nicht mehr bereit, noch weitere Untersuchungen über mich ergehen zu lassen – Methoden, die mich noch mehr verunsicherten und meine Stimmung ständig am Gefrierpunkt halten würden. Meine Schlussworte waren: „Ich fahre jetzt in den Urlaub." Er schnellte von seinem Sitz hoch, reichte mir die Hand, wohl inzwischen etwas verunsichert über mein selbstsicheres Auftreten, und dann wünschte er mir sehr freundlich einen schönen Urlaub!

Diese Geschichte hat dich vermutlich nachdenklich gestimmt. So ging es mir auch vor über zwanzig Jahren. Für mich waren mehrere Komponenten wichtig: Einerseits meinem gesunden Menschenverstand zu trauen, andererseits den Ergebnissen meiner Meditation zu trauen und obendrein die Medizin nicht auszugrenzen. Ich bin sicher, ich habe solche Situationen auch unbewusst herbeigeführt, um mich und mein Verhalten zu überprüfen. Inwieweit stand ich wirklich zu mir und war in der Lage, mich gegenüber anderen zu äußern und meine Meinung wirkungsvoll zu vertreten?

Wie würdest du reagieren? Wie würdest du deine Prioritäten setzen? Hätte die Schulmedizin in solch einem Fall Vorrang? Oder würdest du dein inneres Wissen mit einbeziehen und ihm vertrauen?

Ich glaube, das Wichtigste in solch einem Prozess ist, hineinzuspüren, wie man sich fühlt, und diesem Gefühl dann bedingungslos zu vertrauen und danach zu handeln. In welche Richtung es auch immer geht – das Wichtigste ist, eine Entscheidung herbeizuführen, mit der Gewissheit, dass wir immer die Wahl haben, uns nachher wieder anders zu entscheiden. Es geht stets darum, den ersten Schritt zu machen.

Ein weiteres Beispiel möchte ich dir geben. Auch darin geht es um das Vertrauen in die Stimme deines Babys. Natürlich gehört eine gute Portion Mut dazu – doch was soll dir passieren? Und wenn du durch das Vertrauen in die Stimme deines Babys die Ruhe findest, um die Schwangerschaft entspannt zu erleben, dann hast du schon viel gewonnen.

> *Esther hatte im letzten Drittel ihrer Schwangerschaft stets wilde Wehen, dadurch hatte sie Schmerzen im Bauch und im Rücken.*
>
> *Sie fühlte sich sehr beeinträchtigt in ihrem Wohlbefinden, und natürlich hatte sie Angst um ihr Kind, denn durch die Wehen hätte die Geburt vorzeitig ausgelöst werden können.*
>
> *Selbstverständlich war sie bei ihrem Arzt, um abzuklären, ob diese wilden Wehen für sie gefahrlos sind. Der Arzt bestätigte ihr, dass sie sich nicht beunruhigen sollte, gab ihr aber den Rat, viel zu liegen und sich zu schonen. Zudem sollte sie ab diesem Zeitpunkt öfter zu Kontrolluntersuchungen kommen.*

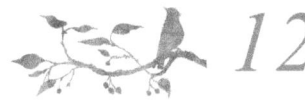
Durch die Schonzeit, die der Arzt ihr verordnet hatte, fing Esther endlich an, mein Buch zu lesen, dass sie zwar schon vor einiger Zeit gekauft, aber aus Zeitmangel noch nicht gelesen hatte. Nach einigem Üben fragte sie ihr Kind, was es mit den wilden Wehen auf sich hätte und ob es ihm im Bauch trotzdem gut gehe.

Das Baby antwortete prompt: „Alles halb so wild für mich, mir geht es ganz wunderbar! Ich freue mich, dass du jetzt mehr Zeit hast, dass du dich jetzt um mich kümmerst und wir miteinander unsere Verbindung vertiefen können. Durch die vielen Wehen wird meine Geburt leichter!"

Obwohl Esther schon auch ihre Zweifel an dieser Aussage hatte und ihre Angst nicht ganz verschwunden war, ging es ihr deutlich besser und konnte sie sich dadurch auch wieder besser entspannen.

Tatsächlich hat Esther als Erstgebärende ihren kleinen Sohn in knapp drei Stunden zur Welt gebracht!

In meiner Schwangerschaft und auch in den ersten Monaten nach der Geburt bin ich viele Male in Situationen gewesen, in denen ich entscheiden musste, entweder den Weg der Schulmedizin zu gehen oder dem Weg meines Herzens und meines inneren Wissens zu folgen.

Meine Tochter lag bis zur ca. 32. Woche quer. Sie trat mir genüsslich in die Leber, und ich bekam fast keine Luft mehr. Langsam stellte sich die Frage, ob man einen Kaiserschnitt durchführen müsse, wenn sie sich nicht noch rechtzeitig drehen würde. Gott sei Dank hatte ich zu dieser Zeit einen guten anthroposophischen Frauenarzt, der die Dinge weder übereilt entscheiden noch mir Angst machen wollte. Wenn ich meine

Tochter auf ihre Position ansprach, war sie der Meinung, ich solle noch ein bisschen warten, sie würde sich schon rechtzeitig drehen.

Kurz vor der Geburt zogen wir um, den ganzen Tag hatte ich mich gebückt und gestreckt und war unendlich fleißig, um mit meiner Arbeit fertig zu werden. Abends bekam ich Wehen!

Ich hatte mich überanstrengt, und das war das Resultat. Irgendwo hatte ich gelesen, bei zu früh eintretenden Wehen solle die Schwangere ein warmes Wannenbad nehmen; beruhige sich die Wehentätigkeit dann nicht, sei es Zeit, ins Krankenhaus zu gehen bzw. die Hebamme zu rufen. Nach dem Bad legte ich mich ins Bett, und meine Wehen hörten auf. Trotzdem ging ich am nächsten Tag zum Arzt, und der stellte Folgendes fest: Mein Muttermund hatte sich um ca. 2 Zentimeter geöffnet und mein Baby sich ordnungsgemäß gedreht!

Er verschrieb mir eine Woche recht strenge Bettruhe, und danach war alles wieder stabilisiert. Wieder einmal bestätigte sich, was mein Kind mir gesagt hatte!

Mit jedem dieser Erlebnisse bekam ich mehr Sicherheit und Selbstbewusstsein, an das zu glauben, was ich in meinen Meditationen erfuhr.

Affirmation:

„Mehr und mehr vertraue ich den Botschaften meines Kindes."

---

3 *Die Geburt und darüber hinaus*

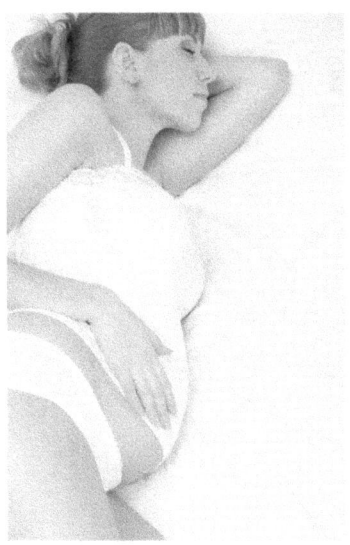

Die Verbindung bleibt bestehen

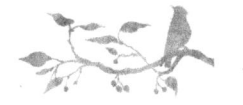

3.1 *Rund um die Geburt*

Du hast nun schon einige Erfahrungen mit dir und deinem Kind gemacht, und mit jedem Mal wirst du sicherer und kannst dich mehr und tiefer entspannen.

Ich glaube, für Frauen, die ihr erstes Kind bekommen, tun sich ganz neue Welten auf. Welten, die es gilt, Stück für Stück zu erobern. Mit den vorliegenden Meditationstechniken wird dir ein Hilfsmittel an die Hand gegeben, welches es dir ermöglicht, präzise und eigenständig Antworten und neue Ideen zu empfangen. Wenn du und auch dein Partner den Bewusstseinsreichtum eures Ungeborenen mit einbezieht, kann es zu einer Fülle neuer Impulse kommen, die ihr gemeinsam umsetzen könnt. Sie werden das gemeinsame Leben schlicht und ergreifend vereinfachen.

Je näher die Geburt rückt, desto mehr Ängste kommen zum Vorschein:

- *Wie schaffe ich die Geburt?*

- *Wird es Komplikationen geben oder wird alles so einfach sein, wie ich es mir vorstelle?*

- *Sind die Menschen, die während der Geburt bei mir sind, eine Unterstützung, und kann ich mich ganz in die Geburt fallen lassen?*

- *Werden sie mich gut behandeln?*

- *Wird mein Kind gesund sein?*

- *Kann ich danach für das Kind da sein?*

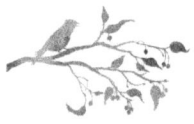

Geburt und Tod sind die großen Übergänge im Leben der Menschen. Sie sind mit Angst, Ungewissheit, Schmerz, Trauer und Freude behaftet. Es sind unsere großen Herausforderungen, denen wir uns zu stellen haben. Je mehr Ängste wir entwickeln, seien es die eigenen oder aber Ängste, die uns von anderen übertragen wurden, desto schwerer fällt es uns, loszulassen und uns dem Prozess des Lebens hinzugeben. Der weibliche Körper weiß von Anbeginn seines Daseins, dass er für die Erhaltung der Art verantwortlich ist. Dieses Wissen lebt in jeder Zelle, und da wir dies fühlen, brauchen wir auch keine Angst vor dem Gebären haben. Kein Mensch bekommt eine Aufgabe gestellt, wenn er sie nicht lösen und erfüllen kann.

Natalie kam zu mir, weil sie eine unglaubliche Angst vor der Geburt hatte. Sie konnte dies nicht begründen, aber allein der Gedanke an die Geburt stresste sie über alle Maßen und ließ sie nachts nicht schlafen und tagsüber unruhig sein. Sie fragte, ob ich ihr helfen könnte, etwas dagegen zu tun.

Wir starteten eine kinesiologische Sitzung und balancierten zuerst alle Meridiane über die Muskelabfrage, brachten sie also auf einen neutralen Stand. Dann bat ich Natalie, an die bevorstehende Geburt zu denken, und testete nochmals alle Meridiane. Es gab zwei Meridiane, an denen der zugeordnete Muskel einem leichten Druck nicht standhielt: der Milz-Pankreas- und der Herzmeridian. Dem Milz-Pankreas-Meridian werden die Emotionen Zukunftsängste zugeordnet, dem Herzmeridian die Emotionen Zorn und Ärger.

Tatsächlich berichtete Natalie, dass ihr Partner sich von ihr getrennt habe, sie darüber sehr wütend sei und sie sich frage, wie ihre Zukunft als Alleinerziehende aussehen würde.

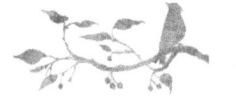
Wir balancierten die beiden Meridiane aus, so dass der zugeordnete Muskel bei beiden Meridianen stark war, obwohl Natalie an die bevorstehende Geburt dachte. Unterstützend nahm sie zwei Affirmationen mit nach Hause, die sie, so oft es ging, zu sich sagen sollte: „Ich glaube an und vertraue auf meine Zukunft." Und: „Ich bin friedvoll. Ich bin ausgeglichen. Alle Uneinigkeiten und Konflikte in meinem Inneren sind geklärt. Ich habe mein Gleichgewicht gefunden."

Die Meridianbalance haben wir noch zwei Mal vor der Geburt wiederholt, und Natalie berichtete, dass sie während der Geburt weit entfernt von der Panik war, die sie ursprünglich empfunden hatte, und sie die Geburt relativ stressfrei erlebt hat.

Wenn du während der Schwangerschaft Ängste, Stress und Unwohlsein hast – HABE KEINE ANGST! Dein Körper und deine Intuition wissen genau, was du brauchst. Und dein Kind hilft dir, wenn du es lässt. Du kannst zur Unterstützung gerne auch ein Gebet (siehe Kapitel 1.8) sprechen:

Ein Gebet um Schutz

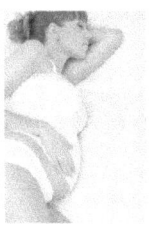

An Gott, die Schöpfung ..., liebende Existenz ..., Vollkommenheit ... und die Einheit ...

Ich danke dir von Herzen für dieses Kind, das in mir lebt.

Zusammen haben wir eine wunderschöne Zeit.

Und machen zusammen gemeinsam Erfahrungen.

Ich danke dir dafür, Schöpfung, dass du dieses Kind schützt und es mit allen Gaben ausstattest, die es braucht, um in

Dieser Welt freudvoll, gesund und sicher zu leben.

Ich wünsche mir optimale Führung auf allen Ebenen, um mein geliebtes Kind gut und sicher in diese Welt zu geleiten.

Ich vertraue darauf, dass sich für mich und das Kind alles zum Besten fügt.

So ist es! Danke!

Kommen wir nun zu Fragen rund um die Geburt:

- *Welche Art von Geburtsvorbereitungskurs soll ich besuchen?*

- *Wo soll das Kind zur Welt kommen?*

- *Im Krankenhaus, zu Hause, im Geburtshaus?*

- *Nach welcher Methode will ich gebären?*

- *Wer soll dabei sein?*

- *Was soll ich für mich und das Kind mitnehmen?*

Viele, viele Fragen ..., die darauf warten, beantwortet zu werden. Selbstverständlich besorgst du dir jetzt alle Informationen, die du brauchst, um dir aus der Vielfalt der Angebote das her-

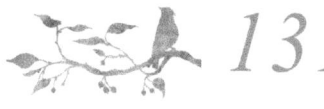

auszusuchen, von dem du meinst, dass es am besten zu dir und deinem Kind passt. Gemeint sind Tipps und Empfehlungen von Krankenhäusern, Frauenärzten, Hebammen, Geburtshäusern, Geburtsvorbereiterinnen und anderen Therapeuten.

Im Folgenden schildere ich meine eigene Vorstellung von der Geburt und was daraus wurde: Ich hatte mich über Literatur schlau gemacht, wie Wassergeburten vonstattengehen. Nach der Buchlektüre kam ich zu dem Schluss, dass dies genau das Richtige für uns sei. Gleichzeitig mieteten wir ein Haus an. In diesem befand sich eine wunderbare, riesengroße Badewanne, in der locker auch drei Personen Platz gehabt hätten. Für mich stand fest: Jetzt suche ich noch die richtige Hebamme aus, die Erfahrung mit Wassergeburten hat, und dann geht es los.

Wenige Tage nach meinem Entschluss dachte ich mir, ich könne jetzt mal mein Kind in den Plan einweihen. Und was musste ich hören: „Nein, Mama, wir gehen ins Krankenhaus."

Ich war entsetzt, was sollte das? Auch bei späteren Meditationen ließ sich meine Tochter nicht davon abbringen, dass sie ins Krankenhaus wolle. Nun bekam ich doch ein wenig Angst, weil ich mir dachte, wenn sie so bestimmt ist, gibt es vielleicht Komplikationen! Doch immer wieder beruhigte sie mich und sagte, dass alles in Ordnung sei, nur sei es besser für uns, im Krankenhaus zu entbinden. Schweren Herzens befolgte ich ihren Willen.

Wie Recht sie hatte! Die Geburt dauerte 18 Stunden, von Anfang an hatte ich eine sehr starke Wehentätigkeit, und die Wehen kamen im rasanten Tempo.

Nach 12 Stunden, vorher hatte ich es mit Massage, Homöopathie und Baden ausprobiert, war ich so erschöpft, dass ich eine Periduralanästhesie bekam. Diese erlaubte es mir, mich

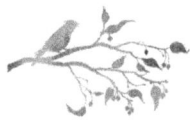

noch ein bisschen zu entspannen, damit ich bei den Presswehen wieder voll mitmachen konnte.

Im Nachhinein war ich meiner Tochter sehr dankbar, dass sie darauf bestanden hatte, ins Krankenhaus zu gehen. Ich fühlte mich natürlich auch bestätigt, dass ich die Offenheit und das Vertrauen hatte, auf sie zu hören und es zu befolgen.

Zwei Tage nach der Geburt stellten die Ärzte dann fest, dass meine Tochter Gelbsucht hatte. Vielleicht war das auch einer der Gründe, warum sie unbedingt ins Krankenhaus wollte? Hätte ich sie nämlich zu Hause bekommen, dann wäre die Gelbsucht erst später festgestellt worden, und dann hätte man sie ins Krankenhaus gebracht, aber ich hätte zu Hause bleiben müssen. So aber wurde in mein Einzelzimmer eine Art Lichtkasten geschoben, in dem meine Kleine lag. Ich durfte sie stillen und konnte sie immerzu streicheln.

Ihre Blutwerte wurden besser, und nach zehn Tagen konnten wir entlassen werden. Zum Abschluss wurde nochmals Blut abgenommen. Als wir einen Tag zu Hause waren, sagte man uns, der Wert sei wieder so hoch, dass wir innerhalb von vierundzwanzig Stunden ins Kinderkrankenhaus müssten. Es war klar, dass ich dort stationär nicht aufgenommen werden würde. Das hätte letztlich bedeutet, dass ich meine Tochter wohl nicht mehr hätte stillen können.

Klar, ich meditierte, und meine Tochter sagte: „Wir gehen nicht mehr ins Krankenhaus, der Wert reguliert sich auch so." Mir fiel eine Kinderärztin ein, die ich einmal auf einem Vortrag gehört hatte. Noch am selben Tag gingen wir zu ihr. Sie beruhigte mich, so gut es ging, nahm nochmals Blut ab und sagte, dass wir bis zum nächsten Tag Zeit hätten. Sollte der Wert nicht gesunken sein, müsste das Kind tatsächlich in die Klinik.

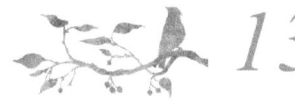

Früh am nächsten Tag teilte die Ärztin mir mit, dass der Blutwert so sehr gesunken sei, dass das Ganze schon an ein kleines Wunder grenzte! Kannst du dir vorstellen, wie glücklich ich war? Wieder hatte meine Tochter mit ihrer Aussage Recht gehabt.

Auch in Bezug auf den Geburtstermin hatte ich meiner Tochter voll und ganz vertraut: Mein Baby sagte zu mir, es würde früher auf die Welt kommen als zum errechneten Termin. Nach der vorletzten Vorsorgeuntersuchung sagte dann mein Frauenarzt (wir hatten derweil Arzt und Stadt gewechselt), ich solle in ca. 10 Tagen wiederkommen. Ich erwiderte, dass dies nicht gehen würde, weil mein Kind früher käme und es dann schon da sei. Er lächelte und meinte, bei Erstgebärenden würden die Kinder ja eher später kommen. Ich sollte mir keine Hoffnung machen.

Aber ich war mir inzwischen sehr sicher, weil ja immer alles haargenau eintraf, was ich mit meinem Kind besprach, und erwiderte deshalb felsenfest: „Nein, ich gehe davon aus, dass ich beim nächsten Besuch bei Ihnen mein Kind schon auf dem Arm tragen werde." Das ungläubige Gesicht werde ich nie vergessen – bestimmt hat er gedacht, dass mir meine Schwangerschaft etwas zu Kopf gestiegen sei.

Antonia war im fünften Monat schwanger, alles verlief normal, und sie und ihr Mann Stephan freuten sich sehr auf ihr erstes Kind.

Stephan wurde plötzlich eine sehr gut dotierte Stelle in einer anderen Stadt angeboten. Das wirbelte nun alle Pläne der werdenden Eltern durcheinander. Einerseits war das Angebot sehr attraktiv, andererseits wollten sie nur ungern umziehen und auch nicht das soziale Umfeld verlassen. Warteten doch Großeltern, Geschwister und Freunde voller Freude auf den Nachwuchs.

Antonia fragte in der Meditation ihr Baby, wo es gerne auf die Welt kommen möchte und die erste Zeit aufwachsen möchte. Die Antwort hörte Antonia sehr deutlich: „Ich möchte da bleiben, wo wir jetzt sind und nicht umziehen."

Antonia und Stephan haben den Wunsch ihres Kindes berücksichtigt und sind an ihrem Heimatort geblieben.

Später einmal erzählte Antonia mir, ca. 10 Wochen nach der Geburt der kleinen Carla hätte Stephan ein phantastisches Jobangebot in der Heimatstadt bekommen, deutlich besser als das Angebot in der anderen Stadt!

Welche Fragen hast du nun selbst bezüglich der Geburt? Werde dir klar darüber, was du dein Kind fragen möchtest.

Ich denke, jede Frau hat ihren eigenen Fragenkatalog, der für sie besonders wichtig ist.

Du solltest maximal zwei Fragen in dieser Meditation anbringen; selbst wenn du dich schon sehr sicher fühlst. Selbstverständlich kannst du zu einem späteren Zeitpunkt diese Übung noch einmal wiederholen und etwas anderes fragen, was dir auf dem Herzen liegt. Vermeide nur, dieselben Fragen immer wieder zu stellen, denn es kann durchaus passieren, dass du dich sonst mental „verhakst".

Das passierte mir zum Beispiel, als ich mehrere Male fragte, ob mein Kind ein Junge oder Mädchen würde. Mein Mann und ich waren – weiß der Himmel, warum – zu der Überzeugung gelangt, dass unser Kind ein Junge sei. Die Vorstellung saß so fest, dass ich es wohl auch „gerne gehört" habe.

Einmal sagte unsere Tochter dann zu mir, woher ich eigentlich wüsste, dass sie ein Junge sei, und im Originalton: „Sei dir mal nicht so sicher, dass ich ein Junge bin." Von dem Moment an ließ ich tunlichst derlei Fragerei.

Eine Überraschung bei der Geburt war es aber immer noch, mein Mädchen im Arm zu halten. Vielleicht muss man auch nicht alles wissen, und ein Restgeheimnis ist ja auch spannend.

Für dich ist es nun noch mal wichtig, die Fragen so zu formulieren, dass sie mit Ja oder mit Nein beantwortet werden können. Oder du forderst dein Kind auf: „Gib mir als Antwort ein genaues Bild, welches ich verstehen kann."

Wenn eure Kommunikation eher über Gefühle läuft, dann fordere es auf, dir exakte Gefühlsimpulse zu liefern. Es ist wichtig für dich, dir und dem Kind klarzumachen, dass die Botschaft für dich verständlich sein muss, damit du sie umsetzen kannst.

Ebenfalls von Vorteil ist es, wenn du deine Fragen zunächst schriftlich formulierst. Schreib sie klar und deutlich auf. Lies sie vor der folgenden Übung noch einmal durch, damit du sie dann im Kopf hast.

Fragen zur Geburt

Lass uns anfangen (Beginne die Meditation wie bereits erläutert): Führe „Vier Schritte, um in eine tiefe Entspannung zu kommen" (siehe Kapitel 2.4) und die Farbmeditation (siehe Kapitel 2.5) durch.

Leila Christiane Jäger – Anette Koestner

Meditation

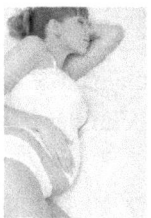

Du bist jetzt sehr entspannt und gelöst ...

Lege deine Hände auf deinen Bauch, eventuell legt auch dein Partner seine Hände dorthin.

Deine Achtsamkeit wandert zu deinem Kind.

Spüre einfach, wie sich dein Kind anfühlt, da drinnen in dem dunklen, warmen Raum, den du bereitgestellt hast.

Begrüße dein Kind sanft und liebevoll.

Sag ihm dann, dass du diese Zeit heute nutzen möchtest, um einige Fragen zu stellen.

Sag ihm, du bist offen und empfängst jetzt seine Antworten.

STELLE JETZT DEINE FRAGEN ZUR GEBURT!

Entspanne dich, atme tief ein und bleib gelassen, alles ist in Ordnung so, wie es jetzt ist.

ACHTE JETZT AUF DEINE ERSTE WAHRNEHMUNG!

Du kannst deinem Kind sagen, dass du sehr bald wiederkommst, und dann verabschiedest du dich von ihm.

(Meditationsausstieg wie bereits erläutert)

Hast du alles beantwortet bekommen? Wenn nicht, sei nicht unsicher – und wiederhole diese Übung zu gegebener Zeit ein-

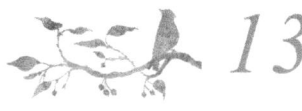

fach. Bleibe solange locker und entspannt, vertraue darauf, dass du die richtigen Antworten schon bekommst.

Ein Gebet für die Geburt

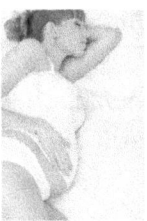

Ich danke Mutter Maria, Erzengel Raphael und Erzengel Gabriel, dass ich alle Unterstützung bei der Geburt meines Kindes bekomme.

Wir befinden uns in einem sicheren Raum, der von heilendem und harmonischem Licht umhüllt ist.

Alle Beteiligten sind wunderbar geführt und tragen zu unserem Wohlbefinden bei.

Danke für die leichte, schöne Geburt.

So ist es!

Eine Kursteilnehmerin schilderte mir folgende Geschichte: Sie war davon überzeugt, dass es für die Eltern und für das Kind von großer Bedeutung ist, wenn das Kind nach der Geburt mit im Ehebett schläft. Das Ungeborene aber bestand auf einem eigenen Bett. Die Mutter fand diesen Wunsch ungewöhnlich und meinte, sie hätte wahrscheinlich die Botschaft ihres Sohnes nicht richtig verstanden. Als das Baby dann später im gemeinsamen Bett lag, stellte sie fest, dass sie nicht schlafen konnte, weil ihr Kind sehr

> *unruhig schlief und mit seinen Ärmchen immer hin und her*
> *ruderte. Und genau das hatte es ihr auch bereits während der*
> *Schwangerschaft gesagt. Ein eigenes Babybett versprach schnell*
> *Abhilfe.*

Aus meiner Erfahrung darf ich sagen, dass die Antworten der Kinder oder die Vorschläge, die sie machen, meist eine größere Reichweite haben, als man es am Anfang vermutet. Meine Idee, warum das so ist, ist einfach die, dass Kinder noch über eine umfassendere Sichtweise verfügen als wir. Bei Erwachsenen, die ihre Intuition nicht nutzen, ist der Überblick meist recht begrenzt. Trotzdem ist es immer vonnöten, die Ergebnisse – also die Antworten der Ungeborenen – mit dem gesunden Menschenverstand abzugleichen.

Affirmation:

„Mein Baby und ich erleben eine schöne und leichte Geburt. Ich vertraue der Kraft meines Körpers."

3.2 *Welcher Name?*

Stell dir vor, du hast einen Vornamen, bei dem du jedes Mal, wenn du angesprochen oder gerufen wirst, zusammenzuckst. Der Name ist dir nicht angenehm. Bei anderen Menschen mag er stimmen, nur bei dir scheint er nicht zu passen. Noch

schlimmer ist es, wenn du damit auf irgendeine Art und Weise schlechte Erinnerungen verbindest. Oder der Name ist von einer prominenten Frau, zum Beispiel eine Schauspielerin, die aber in ihrem Wesen und in ihrem Aussehen gänzlich anders ist als du und mit der du überhaupt nicht verglichen werden möchtest.

Dann gibt es noch die Situation, dass der Name für andere merkwürdig klingt und sie dich deswegen gehänselt haben oder dich nicht ernst nehmen. Alles nicht gerade förderlich für deine gute Stimmung und dein Wohlbefinden, und das ein Leben lang!

Ich selbst habe diese Erfahrung mit meinem Namen gemacht. Mein zweiter Name ist Christiane, eigentlich ein schöner Name, nicht wahr? Und trotzdem – jedes Mal, wenn ich so gerufen wurde, fühlte ich Unbehagen, denn es war eine große Schwere und Ernsthaftigkeit damit verbunden. So, als wenn ich in meinem Leben mehr zu tragen hätte, als ich eigentlich konnte und wollte. Er kam mir immer sehr streng vor. Und natürlich nannten meine Eltern mich auch immer dann so, wenn ich gerade etwas „ausgefressen" hatte.

Viel später habe ich den Namen numerologisch auseinandergenommen und festgestellt, dass sich in ihm das Thema Verantwortung häuft, und da ich auch in meiner Geburtszahl dieses Thema habe, wurde es im realen Leben einfach zu viel für mich.

Das Thema Verantwortung wurde für mich überfrachtet, und Leben und Lebensfreude, ja auch Lebenslust hatten einen zu geringen Stellenwert. Später, als die Zeit reif dafür war, habe ich den Namen Leila dazu genommen, sozusagen als Ausgleich. Seitdem ist das Leben für mich einfacher geworden, obwohl ich dieselbe Verantwortung trage. Ich mag den Namen Christiane, ja, ich finde ihn sogar schön, ganz besonders allerdings bei anderen Frauen.

Ich habe noch einen dritten Vornamen, er ist der Name meiner Großmutter. Ich trage diesen Namen nun als Erinnerung an die Herkunft meiner weiblichen Ahnen, und das fühlt sich sehr gut an. Es ist ein Teil von mir, der im Hintergrund liegt und ohne den ich nicht hier auf Erden wäre, aber er hat nicht die „Benutzerfreundlichkeit", um ihn im täglichen Gebrauch zu haben. Er zeigt wirklich nur einen kleinen Bruchteil von mir.

Jemandem einen Namen zu geben, den er für den Rest seines Lebens trägt – mit solch einer Handlung greifen wir sehr massiv in die Persönlichkeit eines werdenden Menschen ein.

Und ich glaube, dass Mütter durchaus auch bestimmte Impulse ihrer Ungeborenen auffangen, die sie dann dazu bewegen, dem Kind einen bestimmten Namen zu geben – vorausgesetzt, sie sind offen und empfänglich bzw. halten nicht an ihren eigenen Vorstellungen fest.

Das Allerwichtigste ist, dass das Gefühl für einen Namen gut ist. Deshalb versuche dich doch einfach einmal in die Situation zu versetzen, als wäre der geplante Name für das Ungeborene dein eigener, und frage dich dann, wie es dir damit geht.

Mir selbst war seit Anfang meiner Schwangerschaft klar, dass ich großen Wert darauf legte, dass mein geliebtes Kind sich mit seinem Namen wohlfühlt oder anders ausgedrückt, dass die Energie des Namens mit der des Kindes übereinstimmt. Was ich im Folgenden erzähle, wird dich vielleicht zum Lachen bringen, und du kannst es als ein witziges Lehrstück betrachten.

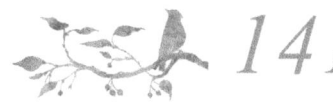

Klar, ich meditierte und fragte mein Kind, von dem ich ja felsenfest meinte, es sei ein Junge, nach seinem Namen. Einfügen muss ich noch, dass zwei Freundinnen von mir sich extrem über meine Schwangerschaft freuten. Beide meditierten über mein Ungeborenes und kamen zu dem Schluss, es handele sich um einen Jungen. Das wurde mir dann mitgeteilt. Da es eben ziemlich am Anfang meiner Schwangerschaft war, habe ich es eigentlich nie in Zweifel gezogen.

Mit anderen Worten, ich habe mich schlicht und ergreifend beeinflussen lassen und dieses Ergebnis nicht einmal hinterfragt. Nun, heute wäre ich schlauer und würde mich auf meine eigene innere Stimme verlassen!

Auch ich meditierte also und fragte mein Kind, welchen Namen es gern hätte. Und ich bekam sehr lange keine Antwort! Ich konnte einfach in diesen stillen Stunden keinen Namen hören oder auf irgendeine Art mitbekommen. Die Geburt rückte näher und näher und kein Name in Sicht! Doch ich vermutete inzwischen immer häufiger, dass ein Mädchen in meinem Bauch wohnte. Denn mehrere Male hatte ich von einem Mädchen geträumt. Und in unseren Meditationen ließ es mich ein paar Mal wissen, ich sollte nicht so sicher sein, dass ich einen Jungen bekomme. Was habe ich dann gemacht? Ich habe meiner Tochter Namen ausgesucht, die ich schön fand.

Einen Tag vor der Geburt lag ich auf dem Sofa und betete und meditierte, unter anderem auch noch einmal, um den Namen zu erfahren. Dann fiel ich in eine Art Halbschlaf, und plötzlich tat sich vor meinem inneren Auge, wie auf einer Leinwand, Folgendes auf:

Ich war bei Indianern und sah, wie der ganze Stamm die Geburt eines Kindes mit Tänzen und Gesängen feierte. Überall waren kleine Lagerfeuer, und die glutrote Sonne sah man noch, während sie mit dunkelblauen und grauen Wolkenstreifen durchzogen wurde. Langsam verschwand sie weit hinten in der Steppe. Ich hörte die Trommeln, den monotonen, sonoren, tiefer greifenden Gesang und spürte, wie Wellen der Freude mich förmlich überfluteten. Welch ein schönes, großes Fest zu Ehren der Geburt meines Kindes! Ein sehr alter, weiser Mann trat zu mir, sah mir mit unendlicher Liebe in die Augen, und nicht eine Sekunde hatte ich Zweifel, dazuzugehören, und dann sagte er mit tiefer und leicht brüchiger Stimme: „Nanuk! Das ist der Name deines Kindes, sie gehört zu uns."

Auch jetzt, wo ich diese Passage aufschreibe, fühle ich mich immer noch stark berührt und verbunden, alles ist mir vollkommen präsent geblieben. Welch ein Geschenk hatte ich erhalten! Am nächsten Tag kam meine Tochter zur Welt! Drei Stunden nach der Geburt schaute sie mich an, und ich sagte leise: „Nanuk, meine kleine Nanuk." Ein zartes, kaum sichtbares Lächeln durchzog ihr Gesicht. Sie hatte sich erkannt in dieser Welt und wiedergefunden.

Ich sage dir, das war eines meiner schönsten Erlebnisse. Und nun stell dir mal vor, danach haben wir alles vergessen!

Denn am nächsten Tag kam der Verwaltungsangestellte des Krankenhauses und fragte nach dem Namen des Kindes für die Formalitäten. Und ich gab ihm zwei Namen, die ich lange vor der Geburt ausgesucht hatte.

Am Tag darauf fiel mir siedend heiß ein, dass da wohl etwas nicht stimmte, und der arme Mann musste noch einmal kommen, damit wir alles ändern konnten. Wahrscheinlich dachte er, ich sei aufgrund meines Hormonkarussells ein bisschen verwirrt.

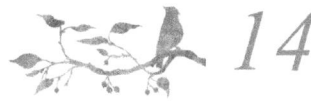
Es wurde dann alles nach meinen Wünschen geändert, und ich war zufrieden.

Später gab es dann noch einmal Komplikationen: Das Standesamt, oder besser ein Beamter dort, hatte Schwierigkeiten, den Namen Nanuk anzuerkennen. Man schrieb uns mit der Bitte, den Namen zu begründen usw., also haufenweise deutsche Bürokratie. Mein Mann rief daraufhin an und bat, mit dem Abteilungsleiter sprechen zu können. Dieser Beamte hatte genau an dem Tag seinen letzten Arbeitstag, bevor er in den Ruhestand ging. Ja, das war unser Glück, denn er sagte nur: „Machen Sie, was Sie für richtig halten. Ich werde eine Aktennotiz machen, dass der Name Nanuk genehmigt ist. Einen schönen Tag noch!"

Offensichtlich sollte das wohl so sein, oder war es nur ein glücklicher Zufall?

Henriette oder Adelina, was soll es werden? Die beiden werdenden Eltern waren uneins. Nun, dem konnte ja abgeholfen werden.

Nach der Meditation bei mir in der Praxis strahlte mich die werdende Mama an und sagte: „Ganz klar Annasophie!" „Na wieso jetzt das?" „Meine Mutter heißt Anna und Cedrics Mutter heißt Sofia, daraus kann man prima Annasophie machen!"

Manchmal kann es so einfach sein, Cedric und Emily waren zufrieden, jetzt wollten sie sich überlegen, doch noch einige Meditationssitzungen zu machen, bevor Annasophie das Licht der Welt erblickte.

Es lagen ihnen noch andere Fragen auf dem Herzen.

Speziell in östlichen Kulturen ist die Namensgebung auch ein spirituelles Symbol. Dem Kind wird damit eine besondere Lebensaufgabe zugeschrieben.

In diesen Kulturen hat der Priester oder Schamane, Medizinmann, Lama usw. die Aufgabe, für das Kind den Namen zu finden, der dann mit der Lebensaufgabe unmittelbar übereinstimmen und zusammenhängen soll.

Mit solch einem Namen, den ein Geweihter gibt, wird natürlich auch die Vorstellung verbunden, dass somit dem Kind spirituelle Kräfte, Schutz und Führung zuteilwerden.

Während es im Westen eher üblich ist, sich mit dem Namen nach der Mode zu richten oder in einer bestimmten Ahnenfolge zu bleiben, wird in anderen Kulturkreisen das Augenmerk also mehr auf die zu entwickelnden Eigenschaften des neuen Erdenbürgers gerichtet. Das ist für das Kind in gewisser Weise wie eine tägliche Suggestion – so kann es sich an diese Eigenschaften erinnern und sie weiterentwickeln. Dazu fällt mir der Leitsatz einer meiner Lehrer ein:

> **Mensch sein ist kein Zustand, sondern eine Aufgabe.**

Fragen nach dem Namen des Kindes

Bitte bereite dich nun darauf vor, dein Kind zu fragen, ob es einen bestimmten Namen tragen möchte.

Lass uns anfangen (den Beginn der Meditation wie bereits erläutert): Führe „Vier Schritte, um in eine tiefe Entspannung zu kommen" (siehe Kapitel 2.4) und die Farbmeditation (siehe Kapitel 2.5) durch.

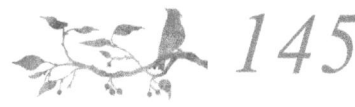

Meditation

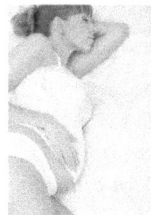

Du bist jetzt sehr entspannt und gelöst …

Lege deine Hände auf deinen Bauch, eventuell legt auch dein Partner seine Hände dorthin.

Deine Achtsamkeit wandert zu deinem Kind.

Spüre einfach, wie sich dein Kind anfühlt, da drinnen in dem dunklen, warmen Raum, den du bereitgestellt hast.

Begrüße dein Kind sanft und liebevoll.

Sag ihm dann, dass du diese Zeit heute nutzen möchtest, um einige Fragen zu stellen.

Sag ihm, du bist offen und empfängst jetzt seine Antworten.

STELLE DIE FRAGEN ZUM NAMEN DEINES KINDES!

ACHTE JETZT AUF DEINE ERSTE WAHRNEHMUNG!

Nach einer gewissen Zeit konzentrierst du dich noch einmal auf deinen Bauch und auf dein Kind. Begrüße es und sage: „Hallo:" Du kannst ihm etwas Liebes sagen, und dann verabschiedest du dich für heute.

(Meditationsausstieg wie bereits erläutert)

Entweder fragst du: „Gibt es einen besonderen Namen, wie möchtest du heißen?", oder du hast bereits einen Namen und fragst dann einfach: „Möchtest du … heißen?" Bekommst du keine Antwort, dann entspanne dich einfach, atme tief ein und bleibe gelassen.

> **Affirmation:**
>
> *„Ich erfahre den Vornamen meines Kindes, wenn ich mit ihm im Kontakt bin. Ich empfange ihn klar und deutlich."*

3.3 *Eine außergewöhnliche Zeremonie*

Schon immer bin ich fasziniert von dem Gedanken, dass ein Fötus über neun Monate von der mütterlichen Plazenta genährt wird. Wie viel Energie muss in dem Mutterkuchen stecken, dass es möglich ist, etwas Neues, etwas Einzigartiges entstehen zu lassen! Allein der Name „Mutterkuchen" birgt schon so viel Schutz, Fürsorge und Nahrhaftes in sich. Was kann es Schöneres geben, als eine solche Sicherheit und Geborgenheit zu spüren? Vermutlich tragen wir unser ganzes Leben diese Erinnerung in uns und möchten auch im Erwachsenenalter die Sehnsucht nach Wärme und Geborgenheit spüren. Ich fragte mich etwa ab der Mitte meiner Schwangerschaft, warum wohl so etwas Wertvolles wie der Mutterkuchen, ohne den mein Kind nicht leben und wachsen kann, einfach nach der Geburt entsorgt und zum Krankenhausmüll wird. Mit anderen Worten, er

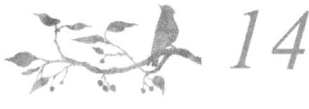

wird weggeworfen! Das gefiel mir nicht. Denn es muss doch ein enormes Energiekonzentrat darin stecken.

Ich diskutierte diesen Punkt mit meinem Mann und mit dem Ungeborenen. Zugegeben, mein Mann war damit etwas überfordert. Rein logisch aber konnte er es schon nachvollziehen, dass man so etwas Nützliches nicht einfach wegwerfen darf. Meine Tochter dagegen war meiner Meinung und hatte auch gleich einige Vorschläge zu machen, was wir nach der Geburt mit unserem wertvollen Mutterkuchen anfangen sollten.

Diese Vorschläge unterbreitete sie mir, und ehrlich gesagt, sie waren so ungewöhnlich, dass ich eine ganze Weile brauchte, um mich mit diesen Gedanken anzufreunden; zumal es auch beinhaltete, dass ich dem Krankenhauspersonal gegenüber Erklärungen abgeben musste. Aber offensichtlich hatte ich mich daran zu gewöhnen, dass mein Leben gelegentlich etwas Außergewöhnliches beherbergte und ich jedes Mal über eine meiner Grenzen gehen durfte.

Letztlich begrüße ich es aber auch in genau der Form, wie es ist, denn jedes Mal, wenn ich meine Komfortzone verlassen habe, hat es tatsächlich dazu geführt, mehr Freiheit und Selbstvertrauen zu erlangen – mich mit mir und dem Leben einfach gut zu fühlen.

Meine Tochter war von Anfang an eine sehr strenge „Lehrmeisterin". Sei es dadurch, dass sie ganz „beiläufig" unbequeme Fragen stellte, oder dadurch, dass wir diesen besonderen Dialog miteinander führten. Wie oft wurde ich schon merkwürdig bis mitleidig belächelt, wenn ich vom selbigen spreche oder ihn in speziellen Foren vorstelle. Da gibt man entweder auf oder man wird sich seiner Sache noch sicherer!

Bei mir ist das Zweite eingetreten. Und im Laufe der Jahre gibt mir die Entwicklung der pränatalen Forschung immer mehr Recht. Aufgeschlossene Mütter, Hebammen und Geburtsvorbereiterinnen teilen diese Erfahrungen mit mir. Wir werden wissbegieriger, lernbereiter und offener. Langsam, langsam setzt sich in unserer Welt die Vorstellung durch, dass wir nicht nur von außen nach innen agieren, sondern dass der umgekehrte Weg, nämlich von innen nach außen, genauso möglich, wahrscheinlich und real ist.

Die Hawaiianer haben den Leitsatz: „Die Welt ist das, wofür du sie hältst." Das bedeutet, dass ausschließlich unsere Gedanken die Umwelt, also das Außen, prägen. Infolgedessen erleben wir von unserer Umwelt gespiegelt, was wir gedanklich produziert haben. In diesem Zusammenhang erscheint die Welt und unser ganz persönliches Umfeld natürlich in einem anderen Licht, und wir sollten uns stets fragen, was denken wir eigentlich? Und gibt es Möglichkeiten, unsere Gedanken zu verbessern, oder sogar, sie zu verschönern? Dadurch könnten wir dann auch Schönes im Außen erleben. Denn das, was wir heute denken, bestimmt unsere Zukunft. Ja, das wird mit Sicherheit unsere Zukunft!

Jeder Mensch, der über längere Zeit meditiert hat, weiß davon zu berichten, dass wir unser inneres Potential für unsere alltäglichen Aufgaben anzapfen und nutzen können. Vieles wird auf diese Weise klarer und somit auch leichter bei der Bewältigung unseres Alltags.

Ich habe mir angewöhnt, mich in mich zu versenken, bevor ich meinen Tag starte, um Klarheit, Kraft und auch Schutz zu haben. Und selbstverständlich überprüfe ich meine Gedanken und korrigiere mich, wenn nötig.

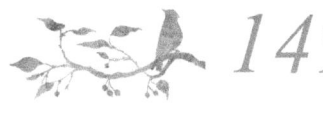

Doch kehren wir zurück zu dieser grandiosen Hülle, die es einem Baby ermöglicht, gut genährt durch die Schwangerschaftsmonate zu kommen. Meine Tochter schlug vor, dass wir die Plazenta nach der Geburt mit nach Hause nehmen sollten. Dort sollte sie dann in aller Ruhe an der Luft trocknen. Wenn sie dann restlos durchgetrocknet sei, käme der Moment, wo wir eine Zeremonie vorbereiten könnten. Also gut.

Nachdem der Mutterkuchen lange genug in einem luftdurchlässigen Korb getrocknet worden war, gingen mein Mann und ich mit dem ca. vier Wochen alten Säugling an einem herrlichen Sommertag in den Wald. Auf einer Lichtung, die uns für unsere Zwecke geeignet erschien, machten wir Halt. Es war ein ausgesprochen schöner Sonntagmorgen. Der Himmel war blau und wurde gelegentlich von weißen Wattewolken durchzogen. Die Sonne war mild und schien uns angenehm ins Gesicht. Ein wunderbarer Tag, um ein Ritual zu zelebrieren.

Unsere Tochter schlief, und wir begannen, Zweige und Reisig zusammenzutragen, um ein kleines Feuer zu machen. Es war ein seichtes Feuer, doch ein leiser Wind sorgte dafür, dass es stets genug Nahrung erhielt, um am Leben zu bleiben. Dort hinein legten wir den Mutterkuchen. Es dauerte eine Weile, bis das trockene Gewebe von den Flammen durchzüngelt war. Langsam zerfiel es zu Asche. Ich kann nicht mehr sagen, wie lange es gebraucht hat – ich weiß nur, dass es für mich auch ein erhebender Moment war sowie eine Situation, die mich nachdenklich machte. Denn da lag etwas von mir, ein Teil meines Körpers, der langsam zu Asche wurde, etwas, ohne dass mein Kind nicht hätte existieren können. Etwas, das ich hergeschenkt hatte, um noch ein viel größeres Geschenk in Empfang nehmen zu dürfen.

Ich glaube – und so ging es mir wenigstens –, wenn man bewusst ein Ritual ausführt, wie wir es taten, dann bringt es uns mit unseren Wurzeln und machtvollen Kräften in Verbindung. Noch deutlicher sehen wir auch den Wert des Lebens, betrachten uns mehr als ein Teil des Ganzen und sehen das Kommen und Gehen unserer menschlichen Existenz. Die Natur, und darunter verstehe ich natürlich auch uns Menschen, erscheint mir so vollkommen makellos und ausgereift zu sein.

Die Asche war ausgeglüht, und ich nahm einen kleinen Teil davon und wickelte ihn in ein Stückchen Seidentuch. Den Hauptteil der Asche haben wir nicht weit von dem Feuerplatz gesegnet und vergraben. Zu Hause habe ich die Seide mit der Asche in ein goldenes Medaillon gelegt. Dieses Medaillon trug schon meine Großmutter, und mein Vater schenkte es mir später nach ihrem Tod. Eines Tages werde ich es dann meiner Tochter schenken.

In mir lebt der Gedanke, dass in dieser speziellen Asche sehr viel Kraft, Fruchtbares, Bewahrendes und Energie gespeichert ist. Eine spezielle Energie, die es meiner Tochter ermöglicht hat, wohlgenährt und gesund zur Welt zu kommen. Vielleicht, unter gewissen Umständen, ist diese Substanz auch in der Lage, Krankheiten im Körper meiner Tochter zu heilen. Ich habe es bis jetzt nicht ausprobiert, weil sie fast immer gesund ist. Ich glaube aber daran, denn aus meiner Sicht ist dies eine wahrhaftig gesegnete Substanz.

Noch heute bin ich glücklich darüber, dass ich den Mut hatte, meine Plazenta einzupacken und mit nach Hause zu nehmen. Ich bin auf diese Weise unserem inneren Wissen gefolgt. Und wie so oft in meinem Leben habe ich später die Bestätigung im Außen erhalten. In anderen Ländern und natür-

lich speziell immer dort, wo Babys zu Hause zur Welt kommen, wird die Plazenta zum Beispiel in der Erde vergraben. Sehr oft wird dann dort, wo der Mutterkuchen unter der Erde liegt, eine Pflanze oder ein Baum gepflanzt – zum einen als Symbol für neues Leben und zum anderen einfach auch deshalb, weil dies jetzt ein besonders fruchtbarer Boden geworden ist.

Wenn dir diese Idee gefällt, dann kannst du dir ja überlegen, ob du auch gern solch eine Zeremonie möchtest. Du kannst es genauso handhaben, wie wir es machten, oder du hörst in dich hinein, und dein Kind kann dir vielleicht Vorschläge machen.

Zuallererst kannst du dein Kind fragen, ob es auch eine Zeremonie möchte und inwieweit es dazu etwas beisteuern kann. Das sind noch Ja/Nein-Antworten, die sind für dich inzwischen einfach, damit kannst du bereits gut umgehen. Wenn dein Kind dir jedoch Vorschläge machen möchte, bist du nun in der Situation, dich gedanklich ganz leer zu machen und einfach zu empfangen, was da kommt. Dies können Worte sein, die du hörst; es kann sich um Bilder handeln, die du siehst oder um sehr prägnante Gefühle, die du fühlst.

Lass es einfach geschehen, und später in der Meditation, wenn du dich bereits von deinem Kind verabschiedet hast, kannst du dem Erlebten noch mal nachspüren und es sortieren.

Rituale dienen seit jeher dazu, unsere Aufmerksamkeit zu bündeln und unserem Unterbewusstsein ebenso wie unserem Bewusstsein die Bedeutung eines Themas, einer Handlung, einer Person, eines Zeitraums oder eines Moments zu verdeutlichen oder gar erst sichtbar zu machen. Dies wird durch eine festgelegte Zeremonie, durch eine feierliche oder auch nur beeindruckende Symbolik, durch bestimmte Gesten oder Wortformeln erreicht. Der heilige-heilende Charakter einer Handlung kann so herausgestellt werden.

Michelle war alleinerziehende Mutter einer Tochter und erwartete ihr zweites Kind. In meinem Kurs hatte das Ungeborene den werdenden Eltern vorgeschlagen, jeden Monat ein gemeinsames Ritual zu veranstalten. Eine gute Idee, wie beide Partner fanden. Leider war gleich zu Anfang der neuen Schwangerschaft ihre Partnerschaft so aus dem Lot geraten, dass der werdende Vater ausgezogen war. Beide Elternteile freuten sich aber trotz allem sehr auf das Kind. Nur leben wollten sie nicht mehr miteinander, da ihre Lebensstile zu unterschiedlich und im Alltag nur schwer zu vereinen waren.

Durch das monatliche Ritual drifteten die beiden nicht zu sehr auseinander, und das Baby konnte beide Elternteile fühlen und an diesem Tag wahrnehmen; das half allen, eine gute Verbindung aufrechtzuerhalten. Obendrein freute sich die kleine Tochter von Michelle jedes Mal auf das Ritual, weil sie diejenige war, die zuerst dem Ungeborenen etwas vorsingen durfte und den Bauch der Mutter streicheln konnte. Die Kleine freute sich schon so sehr auf ihr Geschwisterchen.

Für die werdenden Eltern war es immer ein kleines Fest, sich zu treffen, sich dieser Schwangerschaft nochmals sehr bewusst zu sein und wahrzunehmen, wie schnell die Wochen vergehen bis zur Geburt. Noch heute erinnern sie sich freudig daran. Beide Eltern sind Freunde geblieben und haben – obwohl getrennt wohnend – den Kindern eine stabile Basis geben können.

Rituale geben dem Leben stets einen besonderen Geschmack, sie erheben uns aus dem Alltag und lassen uns achtsam sein,

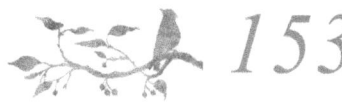
was das Leben noch für uns bereit hält. Rituale geben uns auch eine gewisse Struktur und sie erinnern uns daran, immer wieder unsere Routine zu unterbrechen, um das Leben mit Liebe und Sorgsamkeit zu betrachten, also das Leben mit all seinen Ausdrucksformen zu feiern.

Fragen zu Geburtszeremonien

Lass uns anfangen: Führe „Vier Schritte, um in eine tiefe Entspannung zu kommen" (siehe Kapitel 2.4) und die Farbmeditation (siehe Kapitel 2.5) durch.

Meditation

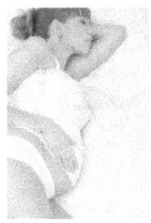

Du bist jetzt sehr entspannt und gelöst ...

Lege deine Hände auf deinen Bauch, eventuell legt auch dein Partner seine Hände dorthin.

Deine Achtsamkeit wandert zu deinem Kind. Spüre einfach, wie sich dein Kind anfühlt, da drinnen in dem dunklen, warmen Raum, den du bereitgestellt hast.

Begrüße dein Kind sanft und liebevoll. Sag ihm dann, dass du diese Zeit heute nutzen möchtest, um einige Fragen zu stellen.

Sag ihm, du bist offen und empfängst jetzt seine Antworten.

STELLE JETZT DEINE FRAGEN!

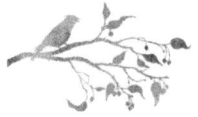
(Zum Beispiel: „Möchtest du, dass wir die Plazenta mit nach Hause nehmen?" „Würdest du es begrüßen, wenn wir eine Zeremonie machen?" „Hast du selbst Vorschläge dazu?")

Entspanne dich, atme tief ein und bleibe gelassen.

ACHTE JETZT AUF DEINE ERSTE WAHRNEHMUNG!

Nach einer angemessenen Zeit konzentrierst du dich noch einmal auf deinen Bauch und auf dein Kind. Begrüße es und sage: „Hallo." Du kannst ihm etwas Liebes sagen und dann verabschiedest du dich für heute.

(Meditationsausstieg wie bereits erläutert)

Affirmation:

„Ich bin offen für ein gemeinsames Ritual und ich bekomme hilfreiche Ideen."

3.4 *Außerhalb des Mutterleibs meditativ verbunden sein*

Mit meiner kleinen Tochter hatte ich nach der Geburt einige Abenteuer zu bestehen. Eines war die Gelbsucht, ein anderes ihr Herzfehler. Die Kinderärztin, die sie wegen der Gelbsucht untersuchte, stellte auch einen Herzfehler fest – ein kleines Loch, welches sich eventuell noch schließen würde. Sie riet uns aber, auf jeden Fall zu einem Kinderkardiologen zu gehen,

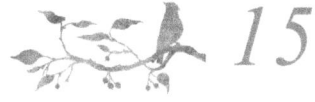

denn es war klar – würde sich der Fehler nicht innerhalb von ca. vier Wochen zurechtwachsen, müsste das Kind operiert werden.

Die Aufregung mit dem Neugeborenen nahm kein Ende! Und ich war eigentlich nur noch fertig! Körperlich musste ich mich von der reichlich schweren Geburt erholen, dazu kamen die hormonelle Umstellung, der zeitlich vollkommen neue Rhythmus mit der Babyversorgung, die gesundheitlichen Probleme und natürlich der Haushalt. Ich fühlte mich reichlich überfordert. Bei jeder Gelegenheit musste ich weinen. Mir wurde alles zu viel – und dann noch die Angst, dass mit meinem Kind etwas nicht in Ordnung ist. Mein Mann war zwar rührend um uns bemüht, aber partnerschaftlich mussten wir uns auch erst wieder neu zusammenfinden.

Noch heute, wenn ich mich daran erinnere, bin ich über alle Maßen dankbar, dass ich auch nach der Geburt in der Meditation diesen besonderen Kontakt zu meiner Tochter pflegen konnte. Stellte er doch in jeder Hinsicht eine große Hilfe dar. Alltägliche Fragen wurden schnell und erstaunlich zufriedenstellend beantwortet, und unsere Beziehung war so innig und vertraut, dass ich oft den Gedanken hatte, dass wir uns schon seit ewigen Zeiten kennen. Immer wieder war ich verwundert und gleichzeitig beeindruckt, wie so ein kleines Wesen mit solch einer Weisheit ausgestattet sein kann.

Ich fragte sie, was es mit dem Herzfehler auf sich habe, und ihre Antwort war: „Das wächst sich noch innerhalb der vier Wochen zurecht." Es stimmte! Als wir wieder zum Arzt kamen, konnte er absolut nichts mehr feststellen. Sie war gesund! Obendrein gedieh sie prächtig, war ein hellwaches, aufmerksames Kind, das schon früh anfing, die Welt zu erkunden.

Ich stillte mein Kind cirka bis zum sechsten Monat, doch allmählich spürte ich Unlust und fand mich geradezu egoistisch, dass ich nicht mehr stillen wollte. Aber ich mochte nicht mehr so recht und mein Bedürfnis nahm zu, meinen Körper wieder für mich allein zu haben. In einer der folgenden Meditationen besprachen wir das Thema. Meine Tochter war damit einverstanden, wenn ich sie langsam, über einige Wochen hin abstillte. Sie meinte, es sei jetzt auch an der Zeit, ihr andere Nahrung anzubieten. Da ich zu jenem Zeitpunkt selbst noch Allergikerin war und ich auf keinen Fall diese Allergieneigung auf sie übertragen wollte, musste ich mir jetzt sehr intensiv Gedanken darüber machen, wie die Babynahrung aussehen sollte.

Wir haben uns dann für die Zeit bis zur festen Nahrungsaufnahme auf rohe Obst- und Gemüsebreie geeinigt. Ein Standardbrei war zum Beispiel: Avocado und Banane gemischt. Ich glaube – einmal abgesehen von ihrer guten Konstitution –, dass diese Ernährungsform stark dazu beigetragen hat, dass sie sehr widerstandsfähig geworden ist. Bis zu ihrem dritten Lebensjahr kannte sie überhaupt keine Kuhmilch, und da Kuhmilch in unseren Breitengraden eines der Hauptallergene überhaupt ist, haben wir ihr sicherlich damit einiges erspart.

Sechs Wochen vor der Geburt unserer Tochter war übrigens die erste Gruppe werdender Eltern zusammengekommen, die die Meditationstechniken auch anwenden wollten. Inzwischen waren auch deren Kinder schon auf der Welt. Da diese Kommunikation ja für uns alle neu war, pflegten wir nun einen regen Austausch.

Und ausnahmslos bei allen war es so, dass sie weiterhin mit den Babys in meditativer Verbindung standen. Es war für uns alle überraschend, gingen wir doch davon aus, dass nach

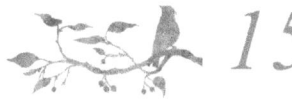

der Geburt dieser Dialog nicht mehr stattfinden könnte. Bei einigen Eltern, die bereits ältere Kinder hatten, verstärkte sich der Wunsch, auch mit diesen Kindern noch einmal in derselben Form wie in der Schwangerschaft sprechen zu können.

Dieses Anliegen wurde an mich herangetragen, und ich muss gestehen, ich war zunächst ziemlich skeptisch. Konnte es überhaupt noch funktionieren, wenn die Kinder größer sind? Ich wollte es aber auf jeden Fall versuchen. Wenn es gelingen würde, dann würde es doch wieder einmal beweisen, wie sehr wir Menschen – oder sollte ich lieber Geistwesen sagen – miteinander verbunden sind; nicht nur im Mutterleib, wo wir uns naturgegeben sehr eng mit unserer Mutter verbunden fühlen.

Sicherlich ist all jenen, die sich mit Esoterik und metaphysischen Gesetzen beschäftigen, der Zusammenhang klar. Nur: Zwischen dem Im-Kopf-Verstehen und dem wirklichen Erleben gibt es gewaltige Unterschiede! Es ist einfach, zu sagen: Ja, es ist durchaus möglich, dass so etwas funktioniert. Doch sich für diese Erfahrung zu öffnen, sie erleben zu wollen, das erfordert Mut. Letztlich muss man auch damit fertigwerden, wenn es nicht funktioniert. Diesen Mut musste auch ich aufbringen, denn ich war inzwischen nur daran gewöhnt, werdende Mütter und Väter erfolgreich mit ihren Ungeborenen zu verbinden. Ich habe das Experiment also gewagt – und nicht bereut!

Es funktioniert fast immer – die Vorgehensweise ist dieselbe wie mit Ungeborenen. Manchmal ist es hilfreich, wenn die Mutter sich noch einmal in ihrer Vorstellung in die Schwangerschaft zurückversetzt. Das älteste „ungeborene Baby" war 21 Jahre alt!

Vielleicht fragst du dich, wozu das Ganze? Denn Auskünfte über Schwangerschaft und Geburt sind doch längst nicht mehr relevant. Ja, natürlich. Aber manchmal möchte man über diese Fragen hinausgehen und sich zum Beispiel Erziehungsfragen widmen. Man kann auch fragen, welche Möglichkeiten es gibt, um das Kind besser zu fördern, oder welche Aufgabe das Kind im Leben übernehmen will.

Affirmation:

„Wann immer wir wollen, können mein Kind und ich auch jetzt noch meditativ miteinander in Kontakt treten."

3.5 *Eine ungewöhnliche Geschichte*

Wenn mir das Folgende nicht selbst passiert wäre, könnte ich geneigt sein zu glauben, dass jemand ein Märchen erzählt. Selbst heute, nach fast 25 Jahren, hat diese Geschichte meiner Meinung nach nicht an Spannung verloren. Sie hat mein Bewusstsein nicht nur erweitert, sondern mich auch achtsamer werden lassen. Oftmals geschehen Dinge in unserem Leben, an denen wir achtlos vorbeigehen. Wir nehmen unser Leben nur noch wie ein außenstehender Beobachter wahr und sind häufig nicht in der Lage, die feinen Regungen zu erkennen.

Ich meditierte wieder einmal und bekam den Impuls, in einen Kunstgewerbeladen für Indianerschmuck und Lederwa-

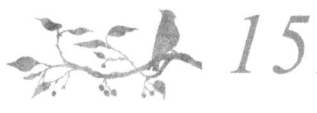

ren zu gehen. Ich hatte das Gefühl, dort etwas finden zu können, was mir einmal gehörte. Mein höheres Selbst hatte mir vermittelt, ich solle einen Bergkristall in den Laden für Indianerschmuck mitnehmen und ihn so programmieren, dass er mir zur rechten Zeit erkennen hilft, um welches Stück es sich handelt, das von mir gefunden werden wollte. Ich fand das alles abenteuerlich, und vermutlich hat mich das besonders gereizt.

Schon immer hatten Indianer und deren Schmuck und Werkzeuge eine besondere Faszination auf mich ausgeübt. Als Kind ging ich oft in unser städtisches Völkerkundemuseum, um vor den Indianervitrinen stehen zu bleiben. Ich ertappte mich, wie ich mit den Indianern sprach und von meinem Leben im Westen erzählte und wie sehr mir die Prärie und das freie Leben fehlten, die Gesänge, das Jagen und unsere Riten. Manchmal dachte ich dann, ich spinne ein wenig, aber meine Vorstellungen waren so plastisch und meine Sehnsucht so groß. In dem Museum waren im Übrigen Exponate der Sioux-Indianer ausgestellt.

Mit einer Schulfreundin spielte ich hingebungsvoll immer wieder die gleichen Szenen durch. Wir wurden verfolgt und mussten fliehen und uns verstecken. So gab es nach kurzer Zeit in unserem Stadtviertel nicht einen Platz mehr, den wir nicht schon als Versteck genutzt hatten. Wir waren jetzt Großstadtindianer! Wir beide sprachen viel über das Unrecht, welches „uns" geschehen war, und nie hatten wir Zweifel daran, dass es uns tatsächlich passiert war. Schon damals verwischten sich die Zeiten vollkommen, ich fühlte mich in der Vergangenheit genauso zu Hause wie in der Gegenwart. Ich war in der Lage, von einer Sekunde zur anderen Zeiten, Länder, Orte und Menschen auszuwechseln, ohne je durcheinanderzukommen.

Daran erinnerte ich mich, als ich einige Tage später Zeit hatte, um meinen Plan, in die Tat umzusetzen, und in eine Navajo-Galerie fuhr, die ganz in der Nähe meines Wohnortes lag. Ich hatte mir einen großen zweiendigen Bergkristall mitgenommen. Der Quarz war wie gewünscht vorher von mir gedanklich programmiert worden. Da ich seit vielen Jahren mit Edelsteinen arbeitete und es mein Hobby war, machte es mir besonders viel Spaß, zu sehen, ob sich nun etwas Interessantes für mich auftun würde.

Die Sonne schien, und ich war bester Laune, als ich den Kunstgewerbeladen betrat. In dem kleinen Laden gab es einiges zu entdecken. Immer wieder jedoch wanderte mein Blick zu einer Vitrine mit besonders schönen, antiken Türkisketten. Ich hatte das Gefühl, dass mein Kristall, den ich in der linken Hand hielt, anfing zu vibrieren, wenn ich mich einer dieser Ketten näherte. Dann fragte ich die Inhaberin des Geschäftes nach einer ganz besonders erlesenen, in Silber gefassten Türkiskette. Sie hatte sie in New York bei einer Schmuckauktion erstanden, und offensichtlich fühlte sie sich mit diesem Stück verbunden. Sie geriet ins Schwärmen und sagte, es sei gar nicht leicht gewesen, sie zu ersteigern. Sie sollte 2.000,– € kosten. Zwar habe ich vielleicht die Neigung, mir gern besonders gute und teure Gegenstände auszusuchen, aber dies hier überschritt meinen Etat.

Ich verließ also den Laden, um ein wenig spazieren zu gehen. Nach einer halben Stunde fand ich mich an derselben Vitrine stehend wieder. Und nun erzählte mir die Frau überraschenderweise Folgendes: Obwohl sie es nicht begründen könne, habe sie das Gefühl, dass diese Kette zu mir gehöre. Drei bis vier Steine, so hatte man ihr bei der Auktion erklärt, seien Steine, wie die Sioux-Indianer sie verwendet hätten, und sie

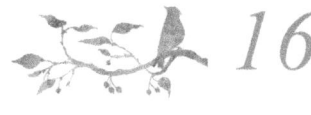

seien wesentlich älter als der Rest der Kette. Wenn ich das Stück haben möchte, bräuchte ich auch nur den Einkaufspreis von 1400,- € zu zahlen, sie würde auf die restliche Summe verzichten, weil sie einfach das Gefühl beschlich, dass ich die Kette mit nach Hause nehmen sollte, warum auch immer.

Ich fuhr mit meinem guten Fang nach Hause. Meine Tochter war gerade wach, als ich kam. Ich nahm sie auf den Arm; sie war ungefähr ein halbes Jahr alt, und dann legte ich die Kette auf den Tisch. Nanuk schaute sehr interessiert zu, beugte sich soweit sie konnte herunter, und was glaubst du, geschah jetzt? Immer wieder berührte sie mit ihrem Händchen genau die drei Steine der Kette, die besonders alt waren! Ich konnte es nicht fassen! Dann schaute sie zu mir und wieder zur Kette. Offensichtlich erinnerte sie sich an etwas. Natürlich ist das meine Interpretation, aber es war so eindeutig, dass sie irgendetwas sehr bewegte.

Langsam schloss sich für mich der Kreis! Hatte ich nicht damals, einen Tag vor der Geburt meiner Tochter, die Vision gehabt, dass ihre Geburt bei einem Indianerstamm gefeiert wurde und mir ihr Name mitgeteilt wurde? (Siehe Kapitel 3.2). Konnte das alles wahr sein? Einerseits erschien mir dieses Erlebnis so unglaublich, ja unrealistisch – andererseits hatte ich ein absolut stimmiges Gefühl.

Das Erkennen von Gegenständen oder das Erinnern an Dinge aus einem anderen Leben kennen wir auch aus anderen Überlieferungen. So ist es in Tibet eine alte Tradition und ein Glaube, dass sehr würdige Meister, die Lamas, sich nach ihrem Tod wieder verkörpern. Deshalb ist es ganz selbstverständlich, dass die buddhistischen Mönche überall Ausschau halten, wo und wie sich ein Meister möglicherweise erneut inkarniert.

Leila Christiane Jäger – Anette Koestner

Oftmals sind die hochentwickelten Lamas noch zu Lebzeiten in der Lage, bereits Angaben über ihre nächste Wiedergeburt zu machen, und somit erleichtern sie es ihren Schülern, sie wiederzufinden. Glaubt man, einen Anwärter gefunden zu haben, dann wird er im Kloster strengen Prüfungen unterzogen, um sicherzustellen, dass es sich tatsächlich um einen ehemaligen Würdenträger handelt.

In der buddhistischen Lehre bezweifelt niemand die Idee der Wiedergeburt, sondern sie ist eine Selbstverständlichkeit, so wie Tod und Geburt es sind. Das Gute daran ist, dass deshalb der Übergang in den Tod nicht so dramatisch gesehen wird wie in der westlichen Welt, da man weiß, dass der Mensch in einem anderen Körper wiedergeboren wird. Oft sind die Auserwählten zum Zeitpunkt ihrer Entdeckung noch sehr jung, und interessanterweise erinnern sich diese Kinder auch oft an etwas aus der Vergangenheit, oder sie sehen bereits Fragmente ihrer Zukunft.

Kinder sind noch nicht mit so vielen mentalen Schutzfiltern ausgestattet wie Erwachsene, sie leben noch mehr im Hier und Jetzt und haben infolgedessen einen viel größeren Zugang zu anderen Wirklichkeiten. Sie erinnern sich schneller. Ich vermute, meiner Tochter ist es auch so ergangen, als sie die Steine wiedererkannte.

Affirmation:

„Ich öffne mich für außergewöhnliche Ideen und Ereignisse. Ich bin in meinem Leben fest und gut verwurzelt."

3.6 Mütter & Väter berichten über ihre Erlebnisse

Ich wünsche mir sehr, dass du inzwischen mit diesem umfassenden Dialog mit deinem Ungeborenen und der Methode der Farbmeditation deine Erfahrungen machen konntest, schöne Erlebnisse hattest sowie nützliche und praktische Hinweise entdeckt hast. Vielleicht kann dir die folgende kleine Auswahl von Berichten, die werdende Eltern erlebt und aufgeschrieben haben, zusätzliche Anregungen geben.

Birgit H.:

Schon ziemlich früh während der Schwangerschaft hatte ich das Gefühl, mit dem Baby im Bauch reden zu können, und als ich dann deinen Zettel in die Hand bekam, fand ich die Idee ganz toll. Am ersten Kurstag war ich dann auch ganz überrascht, dass meine Tochter prompt anfing, in meinem Bauch zu strampeln, als ich Kontakt aufnahm.

Im Laufe der folgenden Kurstermine konnte ich mit ihr abklären, ob es ihr in meinem Bauch gut geht, ob sie richtig liegt, ob es Probleme bei der Geburt geben würde oder ob sie mit dem von mir ausgesuchten Krankenhaus einverstanden ist usw. Es war für mich ein sehr schönes Gefühl, vieles mit ihr zu klären und zu wissen, dass meine Entscheidungen auch für sie in Ordnung sind. Diese Gespräche haben mich ihr sehr viel näher gebracht, und ich musste einige meiner Vorstellungen bezüglich Kindererziehung revidieren. Auch jetzt nach der Geburt führe ich

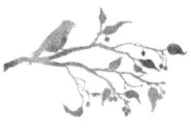
Leila Christiane Jäger – Anette Koestner

diese Gespräche fort, und es ist schön, nicht alle Entscheidungen wie einen „Schuss ins Blaue" treffen zu müssen. Zum Schluss möchte ich noch sagen, dass sich alles, was meine Tochter mir vor der Geburt gesagt hatte, bis jetzt als richtig erwiesen hat, soweit es nachprüfbar war.

Martina und Ole B.:

Martina: *Die Vorstellung, mit meinem Kind sprechen zu können, begeisterte mich restlos. Endlich hatten Therapeuten einen Weg gefunden, der Müttern den Weg zu ihren Kindern weit vor der Geburt zugänglich machte.*

Ich war in der 18. Woche, als ich von deiner Arbeit hörte. Da ich Sozialpädagogin bin, sehe ich in meiner Arbeit oft Mütter, die sehr wenig inneren Bezug zu ihren Kindern haben, und ich bedaure das jedes Mal. Ich dachte mir, welch eine Chance für mich! Der Termin unserer Sitzung rückte näher, ich war aufgeregt und sehr gespannt, was mich wohl erwartete. Ich muss zugeben, ich hatte auch ein bisschen ein beklemmendes Gefühl, was mein Kind mir wohl sagen würde. Ich bat Ole, meinen Mann, mit mir zu kommen. Er konnte mit der Idee eigentlich nicht viel anfangen, aber da ich unbedingt wollte, erklärte er sich einverstanden, mich zu begleiten.

Während unserer Einzelsitzung und auch in der Meditation passierte bei mir nicht viel, ganz im Gegenteil, ich verspannte mich so sehr, dass ich die ganze Zeit damit beschäftigt war, mich wieder zu entspannen. Ich hatte meine Erwartungen so hoch gesteckt, dass gar nichts passieren konnte, ich war reichlich frustriert – ganz im Gegensatz zu meinem Mann.

Ole: *Ich wollte Martina nur einen Gefallen tun, als ich mitkam. Ich habe eigentlich nicht so richtig daran geglaubt, dass man*

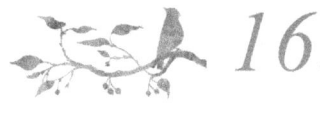

schon so früh Kontakt haben kann, und außerdem dachte ich, das wäre wohl auch mehr Frauensache. Da ich dann aber schon mal da war, dachte ich mir, na ja, ausprobieren kannst du es ja, auf jeden Fall kann ich mich bestimmt gut dabei entspannen und erholen nach der Arbeit!

Was dann passierte, fällt mir noch jetzt – Monate später – schwer, in Worte zu fassen! Plötzlich sah ich, wie auf einem Bildschirm, mein werdendes Kind, es kam immer näher zu mir, seine kleinen, winzigen Ärmchen umarmten mich und währenddessen spürte ich eine unsägliche, vollkommen bedingungslose Liebe. Ich spürte, wie sich zuerst mein Herz verkrampfte und dann ganz weit wurde. In mir war, glaube ich, die größte Freude, die ich bis dahin in meinem Leben gespürt hatte. Freudentränen liefen mir nur so runter. Ich hatte tatsächlich jetzt schon eine starke Verbindung zu unserem Kind! Damit hatte ich nicht gerechnet.

Anita B.:

Ich bin körperbehindert und dadurch hat mein Leben eine andere Wendung genommen als bei den meisten anderen Menschen.

Die Schwangerschaft war nicht geplant, ich wollte eigentlich keine Kinder haben. Als ich zu dir kam, plagte mich die Ungewissheit, ob das Kind eventuell auch eine Behinderung haben könnte und ob ich die Schwangerschaft überhaupt gut überstehen würde.

Nach drei Kursabenden war ich mir durch die Aussagen meines Sohnes so sicher geworden, dass alles in Ordnung ist, dass ich alle Zweifel ablegen konnte und nun endlich von da an meinen Zustand genoss. Die Geburt war leicht, und jetzt in der Folgezeit fühle ich mich sehr glücklich und Denis auch.

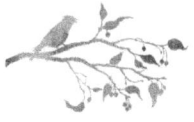
Leila Christiane Jäger – Anette Koestner

3.7 *Nanuks Reflexionen als erwachsene Tochter*

Hallo – ich bin Nanuk. Du konntest in diesem Buch, das meine Mutter schrieb, viel über mich bzw. meine Zeit als ungeborenes Kind lesen.

Inzwischen bin ich eine erwachsene, junge Frau geworden, die dem Beruf der Kinderkrankenschwester nachgeht. Nun darf ich mich selbst zu Wort melden – sozusagen als Betroffene. Ich habe nun die große Ehre, das Schlusswort dieses Buchs schreiben zu dürfen.

Lange Zeit war es für mich selbstverständlich, dass ich eine sehr enge Verbindung zu meiner Mutter habe.

Hinterfragt habe ich dies tatsächlich erst, als ich anfing, mit Kindern zu arbeiten, und mir auffiel, dass manche Eltern nicht dieses ... wie soll ich sagen ... „feine, subtile Gefühl" für ihre Kinder besitzen. Damit meine ich jenen innigen Kontakt bzw. diese besondere Verbundenheit. Und ich erkannte, dass dies durchaus nicht selbstverständlich ist.

Meine Eltern waren und sind sehr präsent in meinem Leben und selbst als Erwachsene muss ich mich nicht unbedingt verbal äußern; meine Mutter und auch mein Vater spüren sogar ohne Worte, was in mir vorgeht. Als mir dann plötzlich bewusst wurde, dass es scheinbar etwas Besonderes ist, eine solche Bindung zu seinen Eltern zu haben, begann ich, mich intensiver mit dem Thema Eltern-Kind-Bindung zu beschäftigen.

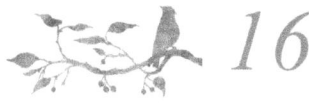

Ob ich mich daran erinnere, dass meine Mutter mit mir kommuniziert hatte, als ich in ihrem Bauch war? Na jaaa ..., ich würde sagen, nein, nicht direkt; aber ich spüre, wie gesagt, eine sehr tiefe Verbindung zu meiner Mama. Diese Beziehung scheint für mich manchmal nicht von dieser Welt zu sein, denn ich habe das Gefühl, dass sich niemand mir so nahe fühlt wie sie, und interessanterweise ist es umgekehrt ebenso.

Meditation bedeutet für mich sehr viel. Sie ist ein wichtiger Bestandteil meines Lebens, und besonders in Zeiten der Unruhe wirkt sie wie ein innerer Anker.

Ich bin mir sicher, dass ich ohne diese wunderbare vorgeburtliche Kommunikation mit meiner Mama diesen Zugang zu mir selbst nicht so schnell gefunden hätte.

Meditation heißt für mich tatsächlich, zu mir selbst zu finden. Ich hatte das große Glück, schon so früh diese Verbindung fühlen zu dürfen. Mir wurde es sozusagen in die Wiege gelegt.

Durch meine Arbeit als Kinderkrankenschwester auf einer Pränatalstation habe ich viel mit schwangeren Frauen gearbeitet und oft die große Verunsicherung werdender Mütter miterlebt.

Die meisten Frauen finden keinen direkten Zugang, keinen Kontakt zu ihrem Ungeborenen, und so wird die mütterliche Intuition durch medizinisches Personal ersetzt.

Sehr oft muss ich daran denken, wie meiner Mutter während ihrer Schwangerschaft gesagt wurde, dass ich wohl an Trisomie 21 leiden würde und dass es ratsam sei, mich abzutreiben. Welch eine unglaubliche Nachricht während einer Schwangerschaft! Anstatt sofort dem ärztlichen Rat zu folgen, hat meine Mutter sich hingesetzt, ist mit mir, ihrem ungeborenem Kind, in Kontakt getreten und hat von mir die klare Aussage erhalten: „Mama mach dir keine Sorgen! Alles ist gut, ich bin gesund."

Auch mein Vater hat sehr auf diesen Kontakt gebaut, den meine Mutter zu mir hatte, und es war ganz klar für ihn, dass meine Aussagen, die meine Mutter empfangen hatte, richtig sind.

Alle weiteren diagnostischen Untersuchungen haben meine Eltern daraufhin strikt abgelehnt, um sich in aller Ruhe auf meine Geburt vorzubereiten. Am 13.05.1990 hat dann eine gesunde Tochter, nämlich ich, das Licht der Welt erblickt.

In unserer heutigen Zeit ist es normal, dass pränatale Untersuchungen der mütterlichen Intuition vorgezogen werden, und ich frage mich oft, ob es nicht manchmal einfacher wäre, sich wieder etwas mehr auf die Intuition zu verlassen.

Versteh mich nicht falsch, ich bin in vielerlei Hinsicht auch sehr für den medizinischen Fortschritt, der heute in der Perinatalzeit vieles ermöglicht. Nur so haben wir die Chance, etliche Geburten zu erleichtern und präventive Maßnahmen zu ergreifen, die für das Wohl von Mutter und Kind sorgen. Aber ist dies der einzige Weg ...?

Ich glaube, eine Kombination aus der mütterlichen Intuition und dem Kontakt zum Kind durch Meditation auf der einen sowie der medizinischen Vorsorge auf der anderen Seite ist der optimale Weg für den Umgang mit Schwangerschaft und Geburt.

Für mich hoffe ich sehr, dass ich eines Tages genau diesen Weg beschreiten kann und dass ich es wie meine Mutter schaffe, die intensive Verbindung zu meinem Ungeborenen zu fühlen und vor allem meinem Kind und damit auch mir selbst zu vertrauen.

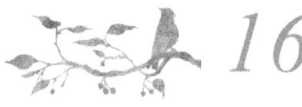

Ich bin meiner Mutter unendlich dankbar für dieses Geschenk der intensiven Bindung, die wir zueinander haben, und ich glaube, dank dieses Urvertrauens ist es mir möglich, mein Leben mit einer gewissen Leichtigkeit und zumeist mit Freude zu leben.

Dieses Erlebnis wünsche ich von ganzem Herzen allen werdenden Müttern und auch Vätern, in ganz besonderem Maße aber all den Ungeborenen, den Babys und späteren Erwachsenen; denn nichts in unserem irdischen Dasein kann ein unerschütterliches Urvertrauen ersetzen.

> **Die Welt braucht genau solche Menschen, die dem Leben vertrauen!**

Nanuk

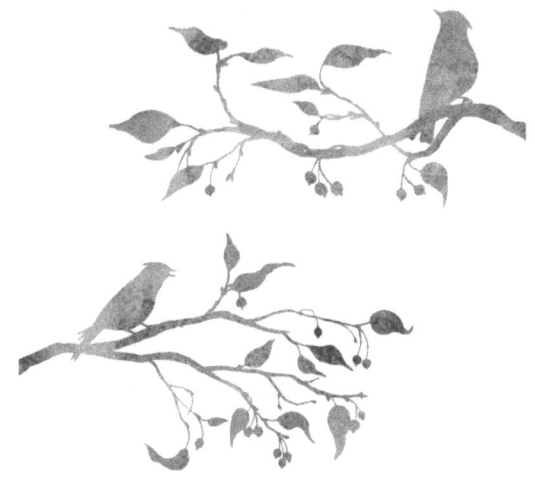

Die Geburt und darüber hinaus

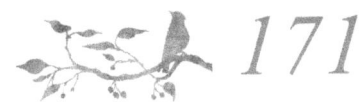

Wenn du zu mir in die Praxis oder in ein Seminar kommst

In einer Einzelstunde beratschlagen wir zuallererst, welches Thema für dich und dein Ungeborenes Vorrang hat. Ich begleite dich dann sanft in die Meditation und stelle für dich die Fragen, die dir am Herzen liegen. Da ich schon so lange mit Ungeborenen arbeite, passiert es öfter, dass ich auch Antworten bekomme. Ich habe eben inzwischen einen sehr guten Draht zu Ungeborenen. Allerdings erzähle ich nur auf ausdrücklichen Wunsch, welche Antworten ich erhalten habe, einfach deshalb, weil ich mich nicht in euer gemeinsames Erleben als Dritte hineinweben möchte.

Je nach Bedarf und Wunsch kommst du ein oder mehrere Male zu mir, um dich intensiv mit deinem Kind zu verbinden. Die Sitzungen werden dann kontinuierlich aufeinander aufgebaut, so dass du nach einer Weile in der Lage bist, den Dialog mit dem Ungeborenen selbst zu führen.

Die Seminare sind Eintageskurse. Auch hier bekommst du das Rüstzeug mit, das du brauchst, um zu Hause allein weiter zumachen. Je nachdem, wie groß die Gruppe ist, versuche ich auch, auf individuelle Fragen einzugehen.

Als ausgebildete Sängerin und Klangtherapeutin nehme ich auch sehr gerne Klang mit in diese sowieso schon so freudvolle Arbeit. Das hat den Vorteil, schnell in tiefe Entspannung zu gelangen, wodurch du auch eine tiefe Meditation erfährst. Ach, und die kleinen Babys lieben harmonische Klänge! Lasst euch überraschen!

Weitere Informationen unter:

www.leilajaeger.de

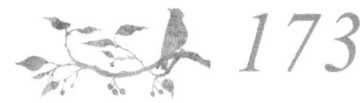

Dank

Zuallererst möchte ich Nanuk und mir selbst danken, dafür dass wir gemeinsam diese feine Wahrnehmung hatten und daraus dann eine Methode entwickelt haben, die es anderen ermöglicht, mehr über ihre ungeborenen Kinder zu erfahren.

Besonderer Dank gilt all meinen Kursteilnehmerinnen, die mich durch ihre neu erworbenen Erfahrungen immer wieder bestärkt haben, weil sie erlebten, wie gut es funktioniert.

Wenn etwas reif ist und in die Welt soll, sind meistens auch Helfer da, und ich hatte sehr viele.

Ein bestehendes Buch neu zu strukturieren und zu ergänzen, war wirklich nicht leicht. Das ist in etwa so, wie ein altes Haus zu renovieren. An allen Ecken fällt einem etwas auf, das es noch zu verbessern gilt. Dabei stürzt manches ein, und man sucht nach guten Lösungen.

Danke an meine Freundin Stella Sieber für dein endloses Umformatieren und Zuhören. Danke an Axel Schmidt-Dossi für deine Motivationen zwischendurch. Danke an Sarah Picard für deine Korrekturen und Ermutigungen zur richtigen Zeit.

Mein Dank gilt auch meiner derweil 95-jährigen Mutter für ihr so waches Interesse am Gedeihen des Buches!

Ebenfalls danke ich Ira Kaplan für ihre Begeisterung, Wolfgang Eichert für das Schreiben im Süden, und Stephan Kloos, der vor lauter Rührung beim Lesen des Buches weinte, was mich motivierte, noch mehr Männer mit einzubeziehen.

Danke natürlich auch an alle anderen, die ich namentlich gar nicht aufzählen kann, ohne deren direkte und auch indirekte Mitwirkung dieses Buch nicht fertig geworden wäre.

Es hat mir sehr viel Freude bereitet, euch an meiner Seite zu wissen!

Danke!

4 *Anhang*

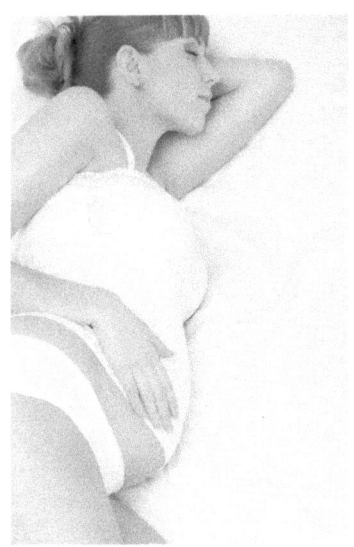

Übersicht aller Meditationen und Übungen

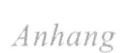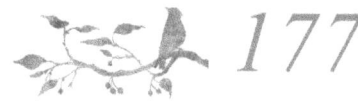

1. Grundmeditationen

Bring dich vor jeder Kontaktaufnahme mit deinem Baby mit Hilfe der Grundmediationen in eine entspannte und gelöste Stimmung. Lege deine Hände auf deinen Bauch, eventuell legt auch dein Partner seine Hände dorthin und es kann losgehen.

1.1 Vier Schritte, um in eine tiefe Entspannung zu kommen

1. *Atemzug:* *Du beobachtest, wie die Luft durch deine Nase langsam in dich hineinströmt. Beim Ausatmen spürst du, wie die Luft genauso langsam wieder aus dir herausfließt.*

2. *Atemzug:* *Du fühlst in dich hinein und spürst, wie dein Herz schlägt, eventuell fühlst du auch deinen Puls. Langsam wieder ausatmen.*

3. *Atemzug:* *Jetzt spürst du bewusst, wie sich beim Einatmen und Ausatmen der Brustkorb und die Bauchdecke heben und senken.*

4. *Atemzug:* *Beim Einatmen erfühlst du nochmals deinen Körper: Beine, Arme, Schultern, Kopf, Brust und Bauchraum. Während du ausatmest, sagst du dir: Ich bin vollkommen hier im gegenwärtigen Moment anwesend.*

1.2 Farbmeditation

* *Atme einige Male tief in den Bauch ein, und beim langsamen Ausatmen die Restluft ausatmen.*
* *Stell dir vor, wie jetzt VIOLETTES Licht von deinem Kopf in deinen ganzen Körper fließt und ihn ausfüllt.*
* *Brustkorb, Arme, Hände, Schulter-Nacken-Bereich, Bauch, Becken, Gesäß, Beine, Füße – alles mit der Farbe VIOLETT ausfüllen.*
* *Belastende Gedanken, Sorgen, Schmerzen und Verspannungen in diese Farbe abgeben*
* *Einfach VIOLETT fließen lassen und alles dort hineintun, was in Wirklichkeit nicht zu deinem Kern gehört.*

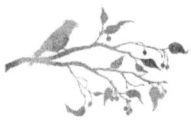
- *Dann das Violett durch die Zehenspitzen in die Erde fließen lassen.*
- *Nun durch deinen Scheitel SILBERWEISS einströmen und den Körper ausfüllen lassen (gleiche Prozedur wie bei VIOLETT).*
- *Gliedmaßen, Organe, eben den ganzen Körper mit SILBERWEIß füllen. Sich darin ganz und gar baden.*
- *Das SILBERWEIß im Körper behalten und sich vorstellen, welch strahlende Erscheinung du bist.*
- *In deiner Vorstellung nun in die linke Gehirnhälfte gehen und sie mit ROSA ausfüllen.*
- *Nach einer Weile Rosa verschwinden lassen und durch BLAU ersetzen.*
- *Wieder nach einer Weile das Blau verschwinden lassen und durch VIOLETT ersetzen.*
- *Die letzte Farbe, also VIOLETT, bleibt in der linken Gehirnhälfte.*
- *In deiner Vorstellung nun in die rechte Gehirnhälfte gehen und sie mit GRÜN ausfüllen.*
- *Nach einer Weile durch BLAU ersetzen und danach wieder durch VIOLETT ersetzen.*
- *Beide Hirnhälften sind jetzt VIOLETT.*
- *Lasse die Farbe ein wenig kreisen.*
- *Wichtig: Achte darauf, dass du dich dabei sehr wohl fühlst!*

1.3 Mögliche Fragestellungen am Ende der Farbmeditation

a) Kontakt zum Ungeborenen herstellen:

- *Deine Achtsamkeit zum Kind wandern lassen.*
- *Spüre, wie sich dein Kind anfühlt.*
- *Teile deinem Baby gedanklich mit, dass du regelmäßig auf dieser Ebene im Kontakt sein möchtest und du dich darauf freust.*
- *Dein Kind bitten, dir ein Bild von ihm zu schicken oder auf andere Art mit dir in Verbindung zu treten.*

ACHTE JETZT AUF DEINE ERSTE WAHRNEHMUNG!

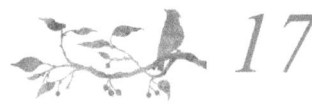

- *Nach einer angemessenen Zeit noch einmal auf deinen Bauch und auf dein Kind konzentrieren.*
- *Begrüße es und sage „Hallo" und sage ihm etwas Liebes.*
- *Danach verabschiedest du dich für heute.*
- *Noch einen kleinen Moment in der Stille bleiben.*
- *Danach tief ein- und ausatmen.*
- *Zuerst die Zehen bewegen, dann die Hände zu Fäusten ballen, sich räkeln und strecken.*
- *Wieder loslassen und ganz langsam deine Augen öffnen.*
- *Du bist jetzt hellwach und ausgeruht.*
- *Du befindest dich wieder in deinem Tagesbewusstsein.*

b) Fragen an meinen schwangeren Körper:

- *Achtsamkeit zu deinem Kind wandern lassen.*
- *Spüren, wie es sich anfühlt, da drinnen in dem dunklen, warmen Raum, den du bereitgestellt hast.*
- *Mit deiner Achtsamkeit gedanklich zu deiner Gebärmutter wandern.*
- *Dort verweilen und versuchen, sie zu erspüren.*
- *Wenn du sie fühlst, frage sie, ob sie dir etwas sagen oder zeigen möchte.*
- *Wenn du fertig bist, gehst du weiter zu deinem Muttermund.*
- *Spüre ihn und frage ebenfalls, ob es irgendetwas gibt, was er dir mitteilen möchte.*
- *Du wanderst weiter.*
- *Stell dir vor, wie dein Blut in deinem Körper zirkuliert.*
- *Nimm Kontakt zu deinem Blut auf und*

STELLE NUN DEINE FRAGE!

ACHTE JETZT AUF DEINE ERSTE WAHRNEHMUNG!

- *Nach einer Weile wieder auf den Bauch und auf dein Kind konzentrieren.*
- *Begrüße es und sage: „Hallo."*
- *Etwas Liebes sagen und sich dann verabschieden für heute.*
- *Noch einen kleinen Moment in der Stille bleiben.*

- *Danach tief ein- und ausatmen.*
- *Zuerst die Zehen bewegen, dann die Hände zu Fäusten ballen, sich räkeln und strecken.*
- *Wieder loslassen und ganz langsam deine Augen öffnen.*
- *Du bist jetzt hellwach und ausgeruht.*
- *Du befindest dich wieder in deinem Tagesbewusstsein.*

c) Botschaften von meinem ungeborenen Kind:

- *Deine Achtsamkeit wandert wieder zu deinem Kind.*
- *Spüre, wie es sich anfühlt, und nach einer Weile mit deiner Achtsamkeit zur deiner Gebärmutter wandern.*
- *Dort verweilen und versuchen, sie zu erspüren.*
- *Wenn der Kontakt hergestellt ist, fragen, ob sie dir etwas sagen oder zeigen möchte.*
- *Danach gedanklich weitergehen zu deinem Muttermund.*
- *Spüre ihn und frage ebenfalls, ob es irgendetwas gibt, was er dir mitteilen möchte.*
- *Mit der Aufmerksamkeit weiterwandern zu deinem Blut in deinem Körper.*
- *Spüren, wie es zirkuliert, und fragen, ob es etwas braucht.*
- *Wandere mit deinem Bewusstsein jetzt zu deinem Kind.*
- *Lege deine Hände auf deinen Bauch und nimm mit ihm Kontakt auf.*
- *Begrüße dein Kind sanft und liebevoll.*
- *Sag ihm, dass du ihm diese Zeit heute schenkst, damit es dir etwas vermitteln kann, wenn es möchte.*
- *Sag ihm, du bist offen und empfängst jetzt seine Botschaft.*
- *Entspanne dich, atme tief ein und bleibe gelassen.*
- *Alles ist in Ordnung, so wie es jetzt ist.*
- *Die Zeit nicht zu weit ausdehnen, um die Störungen durch deine Phantasien oder deinen Verstand zu vermeiden.*

ACHTE JETZT AUF DEINE ERSTE WAHRNEHMUNG!

- *Danach kannst du deinem Kind sagen, dass du sehr bald wiederkommst.*

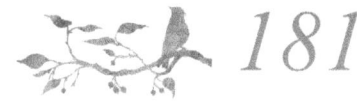
- *Dann verabschiede dich liebevoll.*
- *Danach tief ein- und ausatmen.*
- *Zuerst die Zehen bewegen, dann die Hände zu Fäusten ballen, sich räkeln und strecken.*
- *Wieder loslassen und ganz langsam deine Augen öffnen.*
- *Du bist jetzt hellwach und ausgeruht.*
- *Du befindest dich wieder in deinem Tagesbewusstsein.*

d) Fragen zu meiner Sexualität:

Wenn du wissen willst, ob Sex in der Schwangerschaft gut für dich/dein Baby ist, könntest du zum Beispiel fragen: Ist es für dich generell in Ordnung, wenn dein Vater und ich uns in dieser Zeit körperlich lieben?

(Meditationsablauf siehe vorherige Fragestellungen.)

e) Fragen zur Geburt:

Du kannst alle Fragen rund um die Geburt mit deinem Baby besprechen. Das können Fragen sein wie: Wo soll das Kind zur Welt kommen, im Krankenhaus, zu Hause, im Geburtshaus? Am besten formulierst du alle deine Fragen erst einmal schriftlich, damit du sie im Kopf hast.

(Meditationsablauf siehe vorherige Fragestellungen.)

f) Fragen zum Namen des Kindes:

Entweder fragst du „Gibt es einen besonderen Namen, wie möchtest du heißen?", oder du hast bereits einen Namen und fragst dann einfach „Möchtest du ... heißen?". Bekommst du keine Antwort, dann entspanne dich einfach, atme tief ein und bleibe gelassen.

(Meditationsablauf siehe vorherige Fragestellungen.)

g) Fragen zu Geburtszeremonien:

Rituale geben dem Leben stets einen besonderen Geschmack und geben uns auch eine gewisse Struktur. Frage dein Baby, ob es ein bestimmtes Ritual zelebrieren möchte.

Mögliche Frage: „Möchtest du, dass wir die Plazenta mit nach Hause nehmen? Würdest du es begrüßen, wenn wir eine Zeremonie machen? Hast du selbst Vorschläge dazu?

(Meditationsablauf, siehe vorherige Fragestellungen.)

2. Weitere Übungen

2.1 La-Qi-Übung

- *Bequem, aber trotzdem mit geradem Rücken auf einem Stuhl oder noch besser auf einem Hocker (ohne Lehne) sitzen.*
- *Füße stehen flächig auf dem Boden.*
- *In Gedanken verwurzelst du dich mit deinen Füßen tief in der Erde.*
- *Nach einiger Zeit spüren, wie deine Füße warm werden.*
- *Bauch und Oberkörper sind locker entspannt; eventuell den Hosenbund lockern.*
- *Einige Male tief in den Bauch atmen.*
- *Beide Hände parallel vor deinem Bauch, das heißt, die Handinnenflächen schauen sich an, berühren sich aber nicht, sondern sind 5 bis 10 cm voneinander entfernt.*
- *Wärme in deiner linken Handinnenfläche wahrnehmen.*
- *Dann das Gleiche mit der rechten Hand.*
- *Sehr langsamen beginnen, deine Hände auseinanderzuziehen und sie wieder nahe zusammenzubringen, ohne dass sie sich berühren (Hände nicht über deine Körperumrisse hinausbringen).*
- *Diese Bewegung mehrere Male vollführen.*
- *Mit der Zeit mehr Wärme, Kribbeln und interessanterweise auch einen leichten Widerstand spüren.*
- *Du fühlst jetzt das Qi.*

2.2 Qi für die Hormondrüsen

Das Prinzip ist identisch mit der vorherigen Übung: Das Qi wird zwischen unseren Händen vermehrt und dann unseren Drüsen zur Verfügung gestellt, um sie mit einer Extraportion Qi zu versorgen.

Wenn du spürst, dass sich genug Qi zwischen deinen Händen befindet, fange an, es in folgender Reihenfolge einzubringen:

1. *Zirbeldrüse in der Mitte des Kopfes,*

2. *Hypophyse in der Mitte unseres Gehirns, als die oberste Zentrale unseres Hormonsystems,*

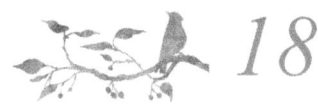
3. *Schilddrüse vorne am Hals,*

4. *Thymusdrüse unterhalb des Schlüsselbeins,*

5. *Nebennieren am Rücken in Höhe der Nieren,*

6. *Bauchspeicheldrüse in der Magengegend,*

7. *Gebärmutter und Eileiter, für Männer die Hoden und Prostata.*

Stelle dir dabei vor, wie weißes oder goldenes Licht in alle Drüsen fließt und sich dort ausbreitet. Sei ganz entspannt und fühle, wie du obendrein dieses wunderbare Licht einatmest.

Wenn du mit der letzten Drüse fertig bist, stelle dir zum Schluss vor, wie du alle Drüsen durch das Licht von oben nach unten miteinander verbindest.

2.3 *Affirmationsübung zur Beruhigung des Ungeborenen*

- *Ich schenke dir die ganze Aufmerksamkeit.*
- *Du bist in einer weißen, schützenden Hülle.*
- *Ich streichle dich und schenke dir meine ganze Liebe.*
- *Ich schicke dir Ruhe und Geborgenheit.*
- *Du darfst dich geliebt und willkommen fühlen.*
- *Ich bin für dich da, ich beschütze dich.*
- *Engel sind um uns, die uns schützen und leiten.*

2.4 Piko-Piko

Wenn du dich energiearm fühlst und dringend neue Kraft brauchst, dann gibt es Piko-Piko.

Sitze auf einem Stuhl oder mit gekreuzten Beinen auf dem Boden und erinnere dich an deinen Körper, indem du ihn spürst und dir des gegenwärtigen Augenblicks bewusst wirst.

a) Piko-Piko zum Reinigen und Klären

- *Langsam durch deine Nase einatmen.*
- *Auf den höchsten Punkt deines Kopfes konzentrieren.*
- *Dir vorstellen, wie du Energie in deinen Kopf ziehst.*
- *Aufmerksamkeit von deinem Scheitelzentrum zu deinem Bauchzentrum etwas unterhalb des Nabels verändern.*

- Beim Ausatmen dir vorstellen, dass die Atemluft aus deinem Bauchzentrum herausfließt.
- Mehrere Atemzüge hintereinander über dein Scheitelzentrum einatmen und über deinen Bauch oder das Nabelzentrum ausatmen.
- Warten, bis sich ein warmes, prickelndes Gefühl im Bauch einstellt.

b) Piko-Piko zum Speichern von Energie

- Über dein Scheitelzentrum einatmen.
- Mit den Gedanken und mit deinem Gefühl in dein Nabelzentrum wandern.
- Während du ausatmest, dir innerlich sagen: „Ich speichere jetzt zusätzliche Energie.“

Acht bis zehn Atemübungen reichen meist aus, dann hast du reichlich Energie zur Verfügung. Bleib beim Atmen nur stets ganz aufmerksam mit deinem Körpergefühl verbunden. Wenn du gedanklich abgleitest, ist es besser, wenn du noch einmal von vorn anfängst.

2.5 Farb-Atemübung

- Dich entspannt auf einen Stuhl setzen (auf geraden Rücken achten).
- Grundmeditation durchführen.
- Ruhig werden.
- Dich fragen, welche Farbe jetzt die richtige ist, um lockerer zu werden und besser zu fühlen.
- Warten, wie eine Farbe vor deinem geistigen Auge erscheint.
- Genau diese Farbe mit jedem Atemzug einatmen und sie im ganzen Körper verteilen.
- Mit jedem Ausatmen verbrauchtes, trübes Qi ausatmen.
- Eventuell auf den Laut „Ha“ ausatmen (auch ein Stöhnen ist vollkommen okay).
- Zusehen, wie dein Körper in der von dir gewählten Farbe geradezu badet.
- Die Farbe in jede deiner Zellen fließen lassen und es genießen.

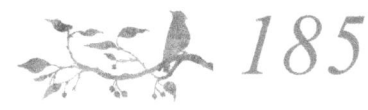

2.6 Schritte des Temporal Tapping

Hast du ab und zu Ängste in deinem Leben, dann kannst du, um dich zu beruhigen, das Temporal Tapping durchführen:

- *Formuliere einen positiven Satz. Wenn du nervös und angespannt bist und glaubst, mit deinem Baby könnte etwas nicht in Ordnung sein, lautet der Merksatz: „Ich bin ruhig und ausgeglichen, meinem Kind geht es gut."*

- *Jetzt nimmst du drei Finger deiner rechten Hand und klopfst rund um dein rechtes Ohr, und wiederholst dazu den Merksatz dreimal. Noch wirkungsvoller ist es, wenn du ihn singst. Du kannst auch um beide Ohren klopfen.*

- *Diese Technik solltest du sieben Mal am Tag anwenden und nach jedem Klopfvorgang eine Pause von mindestens 30 Minuten machen.*

- *Das ist schon alles, wenn du magst, spürst du nach dem Klopfen noch einmal nach, wie es sich anfühlt.*

2.7 Ein Gebet um Schutz

- *Gott, ich danke dir für dieses Kind.*
- *Zusammen machen wir schöne Erfahrungen.*
- *Ich danke dir, dass du dieses Kind schützt und es mit allen Gaben ausstattest.*
- *Ich wünsche mir optimale Führung, um das Kind sicher zu geleiten.*
- *Ich vertraue darauf, dass sich für uns beide alles zum Besten fügt.*
- *Danke!*

2.8 Ein Gebet für die Geburt

- *Ich danke Mutter Maria, Erzengel Raphael und Erzengel Gabriel für Unterstützung bei der Geburt des Kindes.*
- *Wir befinden uns in einem sicheren Raum mit heilendem Licht.*
- *Alle Beteiligten sind wunderbar geführt.*
- *Danke für die leichte Geburt!*

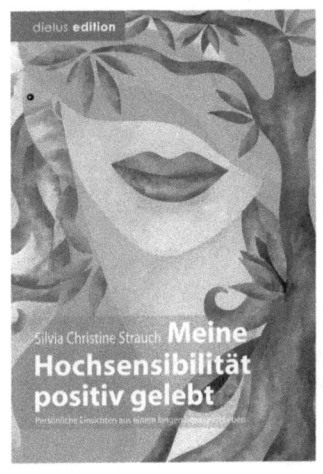

**Meine Hochsensibilität
positiv gelebt**
Persönliche Einsichten aus einem langen,
bewegten Leben
ISBN 978-3-9817975-0-3

Von hochsensibler Lebenserfahrung profitieren: Oft wird der rote Faden einer hochsensiblen Existenz erst in der Rückschau nach Erreichen der Lebensmitte deutlich. Profitieren Sie von der umfangreichen Lebenserfahrung der Autorin. Sie zeigt Ihnen auf, dass ein positives und erfolgreiches Dasein nicht im Widerspruch zur Hochsensibilität steht. Dabei lässt sie Sie an vielen ihrer Lebenserfahrungen teilhaben.

Die Erläuterungen von vielen persönlichen Erlebnissen und Einsichten sowie die Formulierung wertvoller Tipps für den Alltag helfen Ihnen, Ihre Hochsensibilität positiver zu erleben.

Die Buchautorin Silvia Christine Strauch, geboren 1955, beschäftigte sich beruflich über 40 Jahre lang mit dem Themengebiet der Naturheilverfahren. Dabei lagen ihre Tätigkeitsschwerpunkte im Coaching, in der Personalführung sowie im Verkauf. Zudem gilt sie als Fachfrau für artgerechte Pferdehaltung und für die Ausbildung von Pferden und Hunden. Die hochsensible Autorin gibt mit ihrem Buch viele persönliche Einblicke in ihr erfolgreiches hochsensibles Leben.

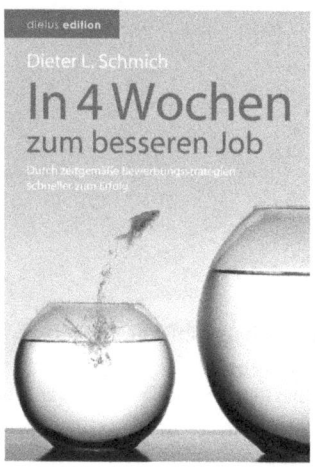

In vier Wochen zum besseren Job
Durch zeitgemäße Bewerbungsstrategien
schneller zum Erfolg
ISBN 978-3-9815711-0-3

Jobsuchende müssen heute moderne Informationstechniken beherrschen, um zu erfahren, wie, wann und wo die besten Positionen zu besetzen sind. Viele Vakanzen werden heute nicht mehr als Stellenanzeige öffentlich ausgeschrieben. Selbst die Form sich initiativ zu bewerben, stößt bei vielen Arbeitgebern immer öfter auf Ablehnung. Neue Strategien sind vonnöten. Zugleich sind die in Unternehmen heute üblichen rationalisierten Betriebsabläufe zu berücksichtigen. Es wird in der Hauptsache telefoniert, gemailt und persönlich gesprochen. Dabei werden von Bewerbern aussagekräftige Informationen erwartet.

Dieses Buch bietet Ihnen zu alledem eine detaillierte Anleitung. Von der Ausarbeitung einer eigenen „Beruflichen Botschaft", über innovative Recherche- und Bewerbungstechniken, bis hin zur erfolgreichen Bewältigung von Vorstellungsgesprächen.

Sie werden mehr Vakanzen ausfindig machen, gekonnt mit den richtigen Ansprechpartnern kommunizieren und schneller attraktivere Zusagen erhalten. Auf diese Weise ist es möglich, in nur wenigen Wochen einen besseren Job zu finden.

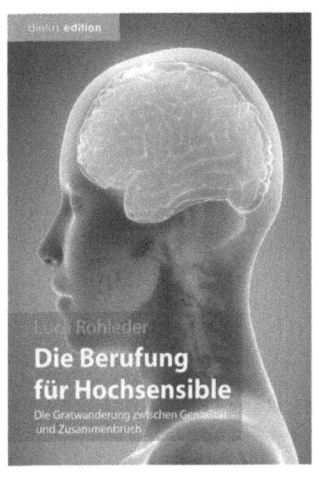

Die Berufung für Hochsensible
Die Gratwanderung zwischen Genialität
und Zusammenbruch
ISBN 978-3-9815711-4-1

Hochsensible Menschen spüren sehr wohl, dass tief in ihnen etwas schlummert, das nur darauf wartet zu erwachen. Sie wissen, dass sie über viele Talente verfügen, können diese aber nicht konkret beim Namen nennen. So sind sie selten imstande, aus ihren Stärken Kapital zu schlagen.

Vielmehr haben sie oft die Befürchtung, mit den neuen Herausforderungen eines veränderten Arbeitsmarkts nicht mehr Schritt halten zu können. Was bleibt ist manchmal eine nicht enden wollende Suche nach dem richtigen Platz in der Berufswelt.

Der erfahrene und hochsensible Jobcoach Luca Rohleder hat dafür ein psychologisches Modell entwickelt, das nicht nur die Aufteilung des Egos in mehrere Ichs umfasst, sondern vor allem auch viele spirituelle Aspekte mit einfließen lässt. Sie erhöhen damit den Grad Ihrer Selbsterkenntnis und es wird sich Ihnen vieles offenbaren, was Sie bisher als unerklärlich empfanden. Der Autor wird Ihnen aufzeigen, dass Sie nicht nur über geniale Gaben verfügen, sondern dass diese tatsächlich auf eine ganz bestimmte Berufung abzielen.

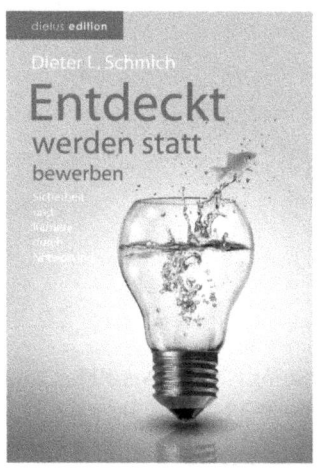

Entdeckt werden statt bewerben
Sicherheit und Karriere durch Networking
ISBN 978-3-9815711-4-1

Der Einzelkämpfer, der ausschließlich auf Leistung setzt, ist out. Vielmehr wird heute die Mehrzahl aller Aufstiegschancen über Netzwerke vergeben. Damit ist der Grad an beruflicher und gesellschaftlicher Integration zum Hauptfaktor für einen erfolgreichen Karriereverlauf geworden.

Ob am aktuellen Arbeitsplatz oder in der gesamten Branche, Angestellte müssen heute mehr auf sich aufmerksam machen, damit sie nicht übergangen werden, wenn interessante Positionen vergeben werden. Dies gelingt durch Networking. Die Chance, zum richtigen Zeitpunkt am richtigen Ort von der richtigen Person entdeckt zu werden, erhöht sich maßgeblich.

Mit diesem Buch können Sie sich ein solches Netzwerk aufbauen. Schritt für Schritt wird Ihnen aufgezeigt, wie Sie es bewerkstelligen können, bei Entscheidungsträgern einen höheren Bekanntheitsgrad zu erreichen. In der Folge werden Sie mehr Insiderinformationen und attraktive Angebote erhalten. Damit können Sie dynamischen Zeiten nicht nur gelassener entgegentreten, sondern auch schneller Ihre individuellen Lebensziele erreichen.

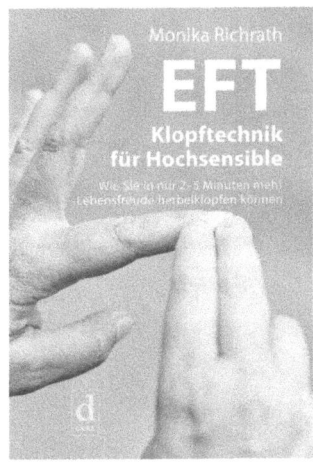

**EFT Klopftechnik
für Hochsensible**
Wie Sie in nur 2–5 Minuten mehr
Lebensfreude herbeiklopfen können
ISBN 978-3-9817975-4-1

Hochsensibilität beeinflusst nahezu alle Lebensbereiche: Eine all-
gemeine Anfälligkeit für Stress, Erschöpfung und Überforderung,
geringere Belastbarkeit, die Suche nach Perfektion und ein allge-
meines Isolationsgefühl sind nur einige typische Schwierigkeiten,
die nicht nur häufig für innere und äußere Aufregung sorgen, sondern auch dafür, dass der Stresspegel sich immer weiter nach oben
schraubt.

Dabei ist es ganz einfach, aus der Stressspirale auszusteigen.
Alles, was Sie dazu brauchen, sind Ihre Finger und die EFT-
Klopftechnik!

Monika Richrath, hochsensible EFT-Coach und Trainerin,
zeigt Ihnen in diesem Ratgeber, wie Sie ganz typische hochsensible
Schwierigkeiten mit der genialen EFT-Klopftechnik ganz einfach
auflösen und sich in ein völlig neues Lebensgefühl hineinklopfen
können.

Der Zeitaufwand, den Sie dafür benötigen ist minimal: nur 2-5
Minuten am Tag reichen aus, um langfristig besser mit Hochsensibilität um gehen zu können.